AF318694

LA MÉDECINE

BASÉE SUR L'EXAMEN

DES URINES

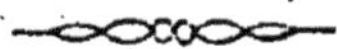

PARIS

IMPRIMERIE DE W. REMQUET ET Cie,

rue Garancière, 5.

LA MÉDECINE

BASÉE SUR L'EXAMEN

DES URINES

SUIVIE DES MOYENS HYGIÉNIQUES

**les plus favorables à la guérison, à la santé
et à la prolongation de la vie**

PAR

F.-A. BRUNNER

MÉDECIN DE LA FACULTÉ DE PARIS.

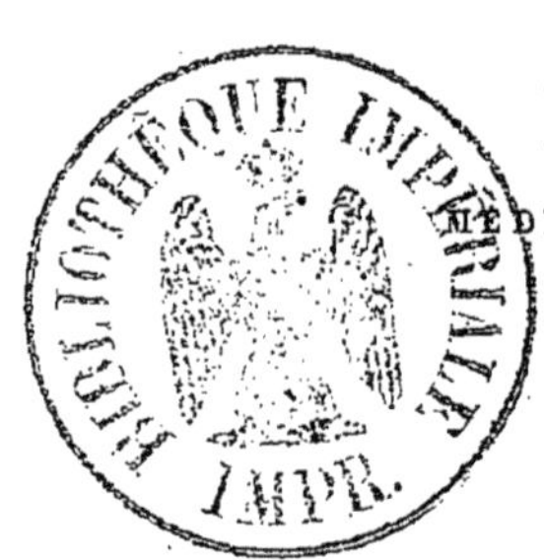

Il ne faut ni s'endormir comme si tout était fait, ni se jalouser comme si rien ne restait à faire.　(DE CANDOLLE.)

PARIS

CHEZ J.-B. BAILLIÈRE ET FILS,

LIBRAIRES DE L'ACADÉMIE IMPÉRIALE DE MÉDECINE

rue Hautefeuille; 19.

1858

INTRODUCTION.

L'urine des malades fixa constamment l'attention des médecins; les anciens s'en occupèrent avec soin. Hippocrate, Actuarius, Galien, Celse et tous les praticiens dont le génie fit progresser l'art de guérir, demandèrent aux urines les lumières les plus importantes sur la maladie et sur le traitement. Un instinct de divination les dirigeait dans cette voie de mystères et de vérités. Mais l'optique et l'analyse chimique leur manquaient, et la force de leur tête ne put suffire pour deviner les altérations de l'urine ainsi que les principes qui entrent dans sa composition. Les qualités physiques de l'urine, c'est-à-dire la couleur, les odeurs, les précipités, les aspects plus ou moins critiques, reflets imparfaits de la maladie : telle fut l'urologie des temps passés.

Favorisés par le microscope et l'analyse chimique, les modernes reprirent l'étude des liquides animaux et de l'urine en particulier. Lavoisier, Fourcroy, Vauquelin, ces créateurs de la chimie, décomposèrent l'urine, démontrèrent dans ce liquide les éléments des calculs, de la goutte, des scrofules, de l'hydropisie, de l'hépatite, etc., expliquèrent une foule de phénomènes vitaux encore obscurs, et donnèrent l'espoir longtemps perdu de remonter à la source des maladies et d'arriver à la précision dans le traitement.

Bientôt MM. Becquerel, Lecanu, Nauche, Rayer, se frayèrent des routes nouvelles, signalèrent, par les urines, le diabète, l'hydropisie, les maladies des reins et de la vessie ; reconnurent la grossesse même dès le commencement, et remplacèrent déjà par une étude sérieuse du liquide urinaire nos moyens imparfaits et trop tardifs d'exploration.

En même temps, MM. Andral et Gavarret commencèrent l'étude microscopique du sang, observèrent l'inflammation et la chlorose, la syphilis et les scrofules dans les changements de proportion de la fibrine et des globules du sang.

En même temps aussi, Lauwenhocth, Kersochen et d'autres micrographes découvrirent dans les liquides animaux des myriades d'animalcules dont la forme varie selon les milieux qu'ils habitent, circulant avec le sang, le chyle, le lait, le sérum, la salive, nageant dans les fluides ichoreux ou la matière purulente, s'échappant avec les urines et étonnant l'imagination des observateurs par leur nombre, leurs formes et leur excessive ténuité.

Témoin de ce progrès de la science auquel je participai dans la mesure de mes forces, j'étudiai l'urine des malades, non comme la plupart des médecins ou des chimistes qui ne demandèrent à l'urine que ses manifestations ou les éléments qui la composent, mais avec la pensée et l'espoir d'arriver au but essentiel : la cause de la maladie, le traitement et la guérison ; mes efforts ne furent pas toujours impuissants ; ainsi, j'ai vu dans l'urine des malades, où ils sont toujours entraînés par le mouvement de décomposition organique, les éléments émanés des organes malades ; les uns viennent des poumons, du foie, des voies digestives, urinaires et autres ; d'autres du cerveau, de la moelle épinière, des muscles, des os, de la peau, etc., et après avoir parcouru tous les points de l'organisme, sont entraînés dans les urines où le médecin pourra toujours les observer, les saisir et les détruire.

Ce résultat obtenu, j'ai dû chercher,

parmi les substances médicinales connues, les moyens de neutraliser ou d'anéantir ces éléments d'affection, car, la cause détruite, la maladie devait cesser aussi. Les résultats dépassèrent mes espérances. En faut-il davantage pour avoir le droit d'établir ce principe, que les médicaments qui détruisent l'élément morbide contenu dans les urines, doivent avoir aussi le pouvoir de rendre la santé au malade d'une manière rapide et durable?

Ces efforts trouvèrent bientôt des imitateurs. Aujourd'hui, l'étude des urines s'ouvre accès chez tous les médecins sérieux, chez tous ceux qui font de l'emploi de leur temps une mission bienfaisante; ceux-là ne nient pas, ils étudient; et les analyses minutieuses, ainsi que les dégoûts inséparables de cette étude, ne les arrêtent pas.

Déjà les malades, malgré les risées de l'ignorance et de la sottise, soumettent leurs urines à l'examen des chimistes ou des médecins qui s'en occupent spécialement; ils ne savent pas, mais ils comprennent instinctivement ce que l'urine doit donner de lumière sur la maladie et sur le traitement.

En dépit d'eux-mêmes, les adversaires de l'urologie se laissent dominer par le besoin de cette étude; la lumière des faits les attire, et ils soumettent leurs urines à nos observations dans la souffrance. L'urologie ne leur paraît plus ridicule; ils la trouvent lumineuse et salutaire pour eux-mêmes; ils s'en servent pour leur salut. C'est que l'urine pourrait bien contenir le mot de cette désespérante énigme, l'art de trouver constamment le remède à un mal donné.

Ainsi, l'urine qui n'était pour le médecin que la manifestation imparfaite de la maladie, en devient la fidèle interprète; déjà elle nous révèle les maladies les plus graves, avant même que l'auscultation et tous nos moyens d'investigation aient pu les signaler; bientôt elle projettera sa lumière sur une foule de maladies chroniques dont la cause est ignorée, la marche obscure, le traitement inconnu.

En mettant ces questions à la portée du lecteur éclairé, j'ai cru faire une œuvre utile. La médecine est la science de la santé et du bonheur; on ne saurait trop s'en occuper. Combien d'hommes perdent leur santé et leur intelligence faute de quelques connaissances en hygiène et en médecine! Combien d'enfants succombent par l'igno- rance des parents! Combien de malades guériraient s'ils savaient se diriger dans les voies de la science et de la santé !

Cependant il ne faut demander à cet écrit ni les moyens compliqués d'analyse de l'urine, ni les nombreuses formules de traitement dans les maladies; cette partie, essentiellement pratique, sera l'objet de l'ouvrage que je me propose de publier prochainement sur cette matière. Ici, j'écris pour le malade, et je m'efforce de dégager cette brochure de tout ce qui pourrait en rendre la lecture fatigante. Les premières pages disent l'état actuel de la médecine; les suivantes sont un tableau des urines dans les maladies; j'expose ensuite quelques faits, et je termine par un sommaire du régime, ainsi que des moyens de conserver sa santé et de prolonger sa vie.

Si j'ai apporté quelque clarté dans cet écrit, si j'ai contribué à propager et à rendre facile l'étude des urines, si j'ai diminué les difficultés, facilité et agrandi la route, je serai plus que récompensé, car l'urologie, par sa précision, est appelée à transformer la médecine, à réconforter et à rajeunir les nations.

PREMIÈRE PARTIE.

PREMIÈRE PARTIE.

ÉTAT ACTUEL DE LA MÉDECINE.

> La médecine, telle qu'on l'expose dans les écoles, embrasse trop d'abstractions qui promettent beaucoup et rapportent peu.
>
> (ZIMMERMANN.)

I

Les sciences marchaient à pas de géant, et la médecine présentait des bornes humiliantes ! On trouvait des chimistes, des physiciens, des naturalistes : le malade cherchait vainement un médecin ! Les saignées, les sangsues, les purgations, les vésicatoires, les cautères, les sétons, les contraires ; c'est-à-dire la lutte, la compression, la mort, l'esprit enfin des temps d'ignorance et de barbarie : tel était l'état de la médecine, lorsqu'une lumière parut tout à coup en Allemagne ! lorsqu'une découverte, mille fois plus importante que tout ce qui avait été créé par l'esprit humain, vint aussitôt changer la face de la médecine et l'élever en quelques années au delà de ce qu'il semblait possible d'espérer !

En 1790, un homme de génie reconnut la vérité de la loi curative des semblables ; il publia sa découverte, il en montra les applications et les espérances ; il la nomma homœopathie, et cet homme que la Providence a choisi pour éclairer l'humanité, pour aider à sa délivrance, cet homme est Hahnemann !

« C'était, dit-il au premier médecin du roi
« de Prusse, à son ami Huffeland, c'était un
« supplice pour moi de marcher toujours dans

« l'obscurité avec mes livres, lorsque j'avais à
« traiter des maladies, et de prescrire, d'après
« telle hypothèse sur les maladies, des choses
« qui ne devaient non plus qu'à l'arbitraire
« leur place dans la matière médicale. Je me
« faisais un cas de conscience de traiter les
« états morbides inconnus de mes frères souf-
« frants par des médicaments inconnus qui,
« en leur qualité de substances très-actives
« (quand ils n'ont point le cachet d'une ri-
« goureuse appropriation, que le médecin ne
« saurait leur donner puisqu'on n'a point en-
« core examiné leurs effets propres), peuvent
« si facilement, dis-je, faire passer de la vie à
« la mort, ou produire des affections nou-
« velles et des maux chroniques souvent plus
« difficiles à éloigner que ne l'était la maladie
« primitive. Devenir ainsi le meurtrier ou le
« bourreau de mes frères était pour moi une
« idée si affreuse que je renonçai à la pratique
« pour ne plus m'exposer à nuire. »

1.

Si Hahnemann avait abandonné la pratique médicale, il n'avait point renoncé à l'espoir de servir ses semblables ; il cultivait les sciences avec honneur et il y fit plusieurs découvertes importantes : mais son génie le ramenait à la pratique médicale ; le ciel l'appelait à relever l'humanité de ses éternelles souffrances !

Les plus grandes choses dérivent toujours des plus petites : c'est le couvercle d'une marmite soulevé par l'eau bouillante qui révéla au génie de Papin les forces de la vapeur ; c'est la chute d'un corps qui éclaira l'esprit de Newton sur les lois de la gravitation ; c'est en étudiant l'action du quinquina sur lui-même qu'Hahnemann découvrit la loi des semblables et la médecine de l'humanité.

Hahnemann prenait du quinquina depuis plusieurs jours, et il ne tarda pas à en ressentir une petite fièvre intermittente, analogue à celle que ce médicament a le pouvoir de guérir. Frappé de cette observation qui donna naissance à l'homœopathie, Hahnemann se demanda si la propriété fébrifuge du quinquina ne viendrait pas précisément de cette faculté que possède cette substance, de produire à haute dose, sur un homme sain, une affection analogue ; l'expérience seule pouvait décider la question ; l'expérience répondit affirmativement : le quinquina donne la fièvre et il est lui-même le spécifique de cette fièvre.

Entouré de quelques disciples éclairés, Hahnemann continua ses expériences sur plusieurs autres substances médicinales, et il reconnut avec enthousiasme que la nature observait la loi des semblables dans l'acte de la guérison, non-seulement pour le quinquina, mais encore pour toutes les substances répandues sur la création. Ainsi l'aconit détruit souvent avec rapidité, et à faible dose, une fièvre inflammatoire, parce que cette substance à hautes doses produit sur un homme sain des symptômes analogues. La belladone, la racine de boucace, guérissent des inflammations de la gorge et des amygdales, parce qu'à hautes doses ces substances provoquent des affections semblables. La pulsatille, la bryone, etc., font merveille dans les gastralgies, parce qu'à de plus fortes doses, ces mêmes substances provoquent des souffrances de l'estomac et des vomissements. Le même phénomène s'observe dans l'ordre moral : ce n'est point avec de la gaîté qu'on soulage un chagrin profond, mais bien avec des paroles graves, des larmes ou le spectacle d'une infortune plus grande; ce n'est point avec des paroles de douceur et de résignation qu'on encourage le soldat au combat; c'est avec des proclamations énergiques, une musique guerrière, un roulement de grosse caisse imitant le bruit du canon. C'est enfin avec des institutions libérales qu'on prévient la révolte et les excès de la liberté : et tout ce qui n'est point selon ce principe d'harmonie, conduit nécessairement à la souffrance et à la mort.

En appliquant à ses malades la nouvelle loi curative, Hahnemann devint très-circonspect dans l'administration des médicaments. La thérapeutique, selon le principe, *similia similibus curantur*, entraînant nécessairement une aggravation de la maladie, conduisit l'habile médecin à réduire de beaucoup les doses usitées dans la médecine du jour; et le temps et l'expérience, et peut-être aussi ses principes philosophiques, l'amenèrent insensiblement à ces quantités infinitésimales dont l'action est encore l'objet de tant de doutes.

La critique s'exerça facilement sur ces atténuations de remèdes ; l'habitude des grandes doses ôta toute confiance dans les petites : on négligea la loi qui conduit naturellement à une forte réduction des médicaments, et l'on ne s'occupa de l'homœopathie que pour en rire, ce fut là tout : le rire est

l'ennemi mortel du raisonnement et de la
science; il ôte la faculté d'observer et d'aller
au cœur des choses; il arrête et paralyse
toujours la marche de la vérité.

En préparant ses nouveaux médicaments,
Hahnemann reconnut aussi que la trituration
et la division des molécules exaltaient d'une
manière prodigieuse la propriété des médicaments; qu'elles faisaient paraître en eux des
qualités qu'on ne leur supposait pas aupara-
vant. Ainsi le frottement, qui développe dans
les corps, le calorique, l'électricité, les odeurs,
fait paraître en eux des principes curatifs dont
on n'avait pas l'idée; ainsi des substances qui
à l'état brut sont sans action médicinale, deviennent tellement énergiques après la préparation, qu'on ne peut et ne doit les administrer qu'avec la plus grande circonspection.

La loi des semblables, l'exaltation des propriétés médicinales par la préparation, la
sensibilité du malade parfois si grande; telles

sont les raisons des doses homœopathiques : Hahnemann ne les a pas plus inventées que Newton n'a inventé l'attraction : il les a trouvées, et qui comprend bien la loi homœopathique, a fait presque tout le chemin qui conduit des fortes doses aux petites.

Cette doctrine nouvelle, ce bouleversement d'idées et de principes, soulevèrent bientôt, contre l'audacieux réformateur, l'inévitable opposition de la jalousie, de l'intérêt, de l'amour-propre blessé! Accusations mensongères, amères ironies, propos insultants, appels aux tribunaux : tout fut entrepris pour arrêter la marche de l'homœopathie et accabler son auteur.

Mais dans le même temps, et comme si Dieu lui-même portait témoignage en faveur de ceux qu'il envoie annoncer la vérité aux hommes sur la terre, un événement grave, une épidémie meurtrière de scarlatine, s'étendit sur presque toute l'Allemagne; les enfants

mouraient; l'allopathie accroissait les décès!
Hahnemann, appliquant promptement à cette
maladie le principe homœopathique, découvrit dans la belladone non-seulement un
spécifique infaillible, mais encore un préser-
vatif assuré de cette maladie. C'est ainsi qu'il
indiqua la camomille contre les effets de la
colère, l'aconit contre ceux de la peur, la
pulsatille contre la rougeole, la droséra contre
la coqueluche. C'est ainsi qu'il indiqua plus
tard, avec autant de bonheur que de succès,
le cuivre et l'ellébore blanc contre le choléra.

Cependant, malgré ses succès, Hahnemann
rencontra bientôt, dans le traitement des maladies chroniques, des difficultés inattendues,
des résistances qu'il ne pouvait vaincre; il
parvenait sans doute déjà, par sa thérapeutique
si puissante, à ralentir, à suspendre dans leur
marche funeste ces affections consomptives;
il parvenait parfois à donner à ces malades
une apparence de guérison! mais l'illusion

flatteuse ne tardait pas à s'évanouir; l'hydre inépuisable des souffrances chroniques renaissait toujours pour immoler ses victimes!

Quelle est donc la raison de cette incurabilité? pourquoi l'homœopathie, ce présent du ciel, reste-t-elle impuissante contre ces maladies qui nous consument? La loi homœopathique est vraie de toute éternité, et les maladies chroniques lui résistent!

C'est qu'une vérité manquait à la doctrine homœopathique comme à toutes les doctrines; une source inconnue dormait encore dans de mystérieuses profondeurs; et cette vérité, cette source importante à connaître, les causes des maladies chroniques, il fallait les découvrir, il fallait trouver les moyens de les anéantir.

Hahnemann le comprit; il chercha ces causes, durant onze nouvelles années de sa vie, et il crut les reconnaître dans la psore, la syphilis et la sycosis; mais soit que les notes qui doivent constituer l'harmonie médicale, ne fussent point assez nombreuses de son temps ; soit qu'une science comme la médecine ne pût être l'œuvre d'un seul homme : les causes des maladies chroniques lui échappèrent, et la thérapeutique de ces maladies resta dans ce vague et cette incertitude, dont il se plaignit avec justice et que ses disciples reprochent à la nature avare de ses secrets.

La loi homœopathique seule ne pouvait donc suffire à la guérison des maladies chroniques ? Pour résoudre ce problème, il fallait un liquide qui eût parcouru tous les points de l'organisme, et qui en revînt chargé de tous les éléments de la maladie : ce liquide que nous allons étudier, c'est l'urine des malades.

Cependant on ne peut refuser son admiration, ni à cette vie si grande, si utile, si noblement occupée ; ni à la magnifique découverte qui la domine. On trouve un intérêt immense à lire, à méditer, ses ouvrages si lumineux, si fortement pensés; rien d'aussi substantiel n'avait encore paru en médecine ; jamais homme n'avait remué autant d'idées, sondé autant de routes; jamais la séve de la vraie médecine n'avait coulé si abondamment. Non-seulement Hahnemann a renversé les erreurs qui constituent la médecine du jour; mais encore il a pénétré d'un seul coup de génie, ce que le génie des peuples, pendant vingt-trois siècles, n'avait pu pénétrer : la loi universelle d'harmonie ou d'homœopathicité. Hommage éternel lui soit rendu !

DE L'URINE.

Tel qu'un pilote prudent qui, d'après l'inspection des astres, dirige sa course au milie d'une mer inconnue, le médecin s'efforce de découvrir, par l'examen de l'urine d'un malade, la cause de son infirmité. Souvent les signes que lui fournit cette excrétion le guident heureusement dans l'application de ses remèdes.

(Le docteur GEOFFROY, régent de la Faculté de médecine de Paris.)

II

Séparée du sang par les reins qui sont les organes sécréteurs de l'urine, conduite par les uretères dans la vessie pour être expulsée au dehors, l'urine vient du sang et sert exclusivement à sa dépuration ; elle se compose de tous les principes morbides qui altèrent le sang et nuisent à la santé ; ainsi elle contient la bile, le lait, le sang, la graisse, le pus, l'urée, la gélatine, l'albumine, les matières tuberculeuses, ainsi que divers animalcules microscopiques ; elle contient les chlorures, les phosphates, les sulfates d'ammoniaque, de chaux, de soude, etc. ; elle contient les médicaments ainsi que les poisons ingérés dans l'économie ; elle contient aussi, d'après mes recherches, les éléments émanés des organes malades ; elle varie selon la santé, elle donne les signes précurseurs de la maladie, comme elle indique les aggravations ou les apaisements, le danger ou le retour à la santé ; elle sert à rejeter hors de l'économie, les humeurs nuisibles, ainsi que les débris usés de nos organes.

Rendue après la boisson ou après le repas, l'urine n'est point encore achevée, elle ne contient encore ni les sels, ni les éléments organiques qui la composeront plus tard, ni les principes de la maladie : c'est l'urine de la boisson. Mais l'urine du matin, l'urine rendue sept ou huit heures après le repas, l'urine élaborée durant le repos de la nuit, l'urine enfin que l'on nomme urine du sang : cette urine a toutes les propriétés de l'urine ; elle contient tous les éléments, tous les principes de la maladie : c'est l'urine que le médecin doit choisir pour la soumettre à l'analyse, c'est aussi celle que le malade et l'homme en santé pourront observer ; elle sera la boussole du médecin dans le chaos sans limites de la maladie et du traitement ; elle sera pour le malade, le thermomètre de sa position, le signe précurseur de la diminution ou de l'aggravation de sa maladie ; elle sera, pour l'homme en santé, le régulateur de son régime et de sa vie.

Aucun liquide de l'économie n'est plus

rapidement modifié par le régime, la température , le changement d'habitudes ou les
impressions morales que l'urine : ainsi elle
devient fétide par l'usage des asperges, et
d'une odeur de violette par l'influence de la
térébenthine, des résines et des huiles vola-
tiles; elle devient rougeâtre par l'usage de
l'oseille, de la racine de fraisier, de la bette-
rave ou de la garance; noirâtre par l'usage de
la casse ou des préparations de fer; la frayeur,
la tristesse, la colère et toutes les impressions
vives la suppriment ou la font couler plus
abondante et plus limpide.

Dans l'état de santé, la quantité des urines
est à peu près d'un tiers ou de la moitié de
celle des aliments; les femmes en fournissent
plus que les hommes, et les enfants plus que
les adultes; la nourriture végétale les rend
plus abondantes que la nourriture animale;
elles sont aussi plus abondantes la nuit que
le jour. En général, la sécrétion de l'urine est

en raison inverse des autres sécrétions, de la salive, des sueurs et des déjections ; leur température est toujours égale à celle du corps, et à peu près la même chez tous les individus.

Peu colorée et peu odorante dans les premières années de la vie, l'urine ne contient guère, dans l'état de santé des nouveau-nés, que quelques phosphates et de l'acide benzoïque en petite quantité ; le phosphate de chaux et l'acide phosphorique se montrent d'autant plus abondamment, que l'on avance davantage dans la vie : ce sont ces šels en excès qui disposent les vieillards aux calculs et aux maladies des voies urinaires.

Transparente et citrine, d'une teinte uniforme et d'un jaune plus foncé chez les hommes que chez les femmes et les enfants ; plus colorée dans les tempéraments bilieux, voilée seulement par un nuage léger qui se porte à la surface du liquide, et qui bientôt se resserre, se condense, s'abaisse et dépose

2.

comme un sédiment blanchâtre, en laissant l'urine parfaitement limpide : telle est l'urine du matin dans l'état normal. Et si cette urine n'est jamais trop colorée, ni trop chargée, si sa mesure est proportionnelle à celle des boissons, si les éléments qui la constituent sont dans une juste proportion ; l'urine indique la vigueur et le bon état des organes ; de pareilles urines, rendues le matin après le sommeil, sans efforts et en quantité convenable, sont le témoignage d'une bonne santé : elles montrent que la vie est régulière, que les excès de la veille n'ont point surchargé l'estomac, ni débilité l'organisme ; elles montrent que la digestion s'est faite sans peine et sans effort, que le sommeil de la nuit est réparateur, que la masse du sang est de bonne nature, et que les fonctions s'opèrent bien.

Mais tout changement dans les urines, est un changement dans l'économie : ainsi les urines moins abondantes et plus colorées, précèdent toujours la souffrance; elles sont en petite quantité dans le commencement des coryzas et des rhumatismes; elles sont rares après des exercices violents, des sueurs et des diarrhées séreuses; elles sont rares et plus colorées au début de la plupart des inflammations; et si elles se maintiennent rares, dans le cours et sur la fin de l'inflammation, surtout de la poitrine, s'il se forme de l'albumine, que le malade et le médecin soient sur leurs gardes!

Trop abondante, l'urine annonce un affaiblissement général ou le relâchement et l'altération des reins; cette abondance apprend aux hypocondriaques et aux hystériques l'approche de leurs crises, et lorsque l'abondance se prolonge, c'est l'amaigrissement. Cette abondance est fâcheuse dans les maladies chroniques; elle est le signe de l'opiniâtreté des engorgements, mais elle n'indique le dia-

bête sucré, que lorsque l'analyse y fait découvrir une matière sucrée, de l'acide lacti-
que, du lactate d'ammoniaque, de l'albumine,
ainsi que les autres principes de cette maladie.

Les urines troubles peuvent être le résultat
de refroidissements, d'exercices trop violents,
de quelques excès de table, ou de quelques
affections morales vives; elles indiquent aussi
le prélude des rhumatismes, des affections
goûteuses, des catarrhes ou la marche sourde
d'une maladie chronique : ce trouble dépend
du défaut de proportion dans les éléments
constitutifs de l'urine ; la matière animale
gélatineuse, l'acide urique et l'urate d'ammoniaque s'y trouvent en excès.

Si le trouble des urines continue, si elles
contiennent des flocons qui surnagent et ne
précipitent point, si elles sont un peu foncées,
si elles teignent en jaune le linge blanc qu'on
y plonge, s'il s'attache aux parois du vase
un enduit jaunâtre, rougeâtre ou brunâtre,

chargé de petits cristaux d'acide phosphorique et d'acide urique, si elles contiennent de l'albumine : ces urines indiquent dans les maladies aiguës de sérieux désordres, elles annoncent des engorgements opiniâtres des organes du bas-ventre.

Tout le monde connaît les variations du baromètre, et l'on sait que ces oscillations de la colonne du mercure sont liées d'une manière étroite aux variations de l'atmosphère ; de même, pour l'observateur exercé, les variations de l'urine, ainsi que les éléments qui la composent, manifestent sûrement les variations de la santé et l'état des organes.

Voyez cette urine mucilagineuse, gluante, albumineuse et mousseuse : c'est une affection consomptive, le sujet dépérit ; et si cet aspect de l'urine se prolonge, si, comme je le démontrerai dans le volume suivant, de petites granulations blanchâtres, réunies en groupes dans un mucus confus et nuageux, se montrent

sous le microscope, la phthisie pulmonaire
est imminente. Si plus tard les granulations se
multiplient, si elles grossissent et se transforment en globules granulés, si l'urine devient
plus alcaline : c'est la phthisie qui marche.
Si enfin, ces granulations se fondent et se
transforment en une matière filante, présen-
tant des taches opalines ; si l'urine devient
plus alcaline, si elle contient plus d'albumine,
plus de phosphate ammoniaco-magnésien : la
phthisie pulmonaire est galopante.

Voyez cette urine en apparence normale.
C'est la santé, direz-vous ? Mettez quelques
gouttes de cette urine sous la lentille du microscope : si des globules grisâtres plus ou
moins volumineux se montrent par masses,
suspendues dans un mucus *sui generis* : c'est
un cancer. Si ces globules sont brunâtres, si
le mucus qui les suspend est blanchâtre, s'ils
troublent la transparence de l'urine, si l'urine
devient moins acide, plus alcaline et plus

albumineuse : c'est un cancer de matrice. La quantité, la couleur et la nature de ces éléments sont le signe, la mesure et le degré de la maladie.

Ces observations, qui me sont propres, sur la phthisie, le cancer et d'autres maladies du même ordre, ne m'ont jamais trompé : je les ai répétées tant de fois et avec tant de soins, que je les regarde comme l'expression exacte de la vérité.

Observez cette urine pâle et faiblement verdâtre : c'est la décoloration, c'est l'affaiblissement du sujet, c'est la chlorose ; et si cette urine devient muqueuse, si elle devient plus dense et plus acide, si elle laisse précipiter par l'acide nitrique des sédiments uriques plus abondants, si elle contient de l'albumine, c'est aussi une maladie du cœur.

Observez cette urine d'un jaune orangé : c'est une inflammation qui se prépare ; devient-elle plus foncée, safranée et brunâtre ; la peau va jaunir, l'ictère va paraître; et si elle devient plus foncée, si elle incline vers le brun, si elle teint le linge d'une couleur très-vive, si elle contient plus d'acide urique, plus d'albumine : touchez le foie, il est engorgé, des lésions graves se produisent. Si enfin elle devient d'un jaune safran, épaisse et de consistance d'argile détrempée; si elle contient plus d'albumine, plus de matière purulente : c'est une désorganisation profonde du foie, c'est un abcès de cet organe.

Étudiez l'urine des goutteux : au début de l'accès, peu ou point de phosphate acide de chaux; le phosphate reparaît sur la fin de l'accès, et l'urine ne revient à son état normal, que quelques jours après la cessation de l'inflammation, contenant toujours en suspension, de petits grains d'acide urique cristallisé.

Étudiez l'urine des diabétiques : peu ou point d'urée, une matière sucrée, de l'albumine, etc.; l'urée ne reparaît, la matière sucrée et l'albumine ne disparaissent qu'avec le retour à la santé.

Un enfant est-il atteint de toux et de mal de gorge; si son urine devient blanche et trouble, si elle devient lactescente, si elle devient plus rare que dans l'état normal, si elle laisse dégager du carbonate d'ammoniaque : que les assistants et le médecin soient sur leurs gardes! c'est l'élément croupal entraîné par les urines; c'est un avertissement sinistre, c'est le croup!

L'urine est-elle chargée de phosphate et de carbonate de chaux : c'est le signe du ramollissement et de la déformation des os; c'est le travail de dissolution dans tout l'organisme osseux; c'est le rachitisme : le phosphate calcaire se dissout, et la partie gélatineuse reste à nu. Ces ramollissements des os, ces ulcères, cette dissolution, ces scrofules, tout cela est opéré par le principe strumeux, combiné avec un acide particulier, que l'on retrouve tou-

jours dans les urines de ces malheureux malades.

L'urine devient-elle sanguinolente : ou c'est
une maladie de la vessie, du col de la vessie,
des uretères, ou des reins ; ou c'est la présence
de quelques calculs déchirant ces organes ;
ce peut être aussi la rupture de quelques vaisseaux après une chute.

Est-elle purulente : ou le pus vient de la
vessie altérée et malade, de la prostate, du col
de la vessie, des reins ; ou il émane d'autres
organes atteints de lésions organiques très-
avancées.

Est-elle albumineuse, purulente et sanguinolente : c'est une désorganisation cancéreuse
des voies urinaires. Contient-elle des détritus
organiques, du sang décomposé et de l'albumine : c'est une altération des reins, c'est la
maladie de Bright. Est-elle purulente albumineuse et graveleuse : ce sont des calculs ré-
naux, des abcès de ces organes. Est-elle seu-

lement purulente : ou le pus vient de la vessie altérée, de la prostate, du col de la vessie, des reins ; ou il émane d'autres organes atteints de lésions organiques avancées. C'est dans ces urines, c'est à la nature des éléments qu'elles contiennent que le médecin, armé de l'analyse et du microscope, reconnaîtra la cause cachée du mal et l'altération des organes ; c'est par cette étude qu'il trouvera toujours le remède et produira souvent des miracles de guérison.

Lorsque les urines sont moins adondantes ; si elles deviennent albumineuses, si l'urée diminue : c'est l'hydropisie qui se prépare ; mais si plus tard elles deviennent rouges et troubles, si elles déposent un sédiment abondant, floconneux, tantôt rougeâtre, tantôt blanchâtre ; si elles donnent une odeur fortement ammoniacale, si elles moussent facilement par l'agitation, et qu'elles restent longtemps écumeuses ; si par l'analyse elles donnent plus

d'ammoniaque, plus de sulfates et de phosphates de chaux ; plus d'albumine , plus de
matière huileuse colorante , plus d'éléments
morbides, moins ou point d'urée : ces urines-
là révèlent la plus rapide, la plus terrible des
hydropisies ; elles annoncent une hydropisie
mortelle.

Dans toutes les maladies; si les urines se
maintiennent épaisses et ne déposent point ;
si elles acquièrent la couleur et la consistance
de l'huile, si elles se couvrent d'une pellicule
graisseuse , si elles contiennent plus d'albumine : c'est la décomposition, c'est le marasme;
et si à ces qualités se joignent, la couleur
rouge foncé, brune ou noirâtre : des signes
funestes se préparent.

Cependant, s'il se forme un nuage dans
l'urine, si ce nuage se condense, s'il s'abaisse,
s'il précipite, si les éléments morbides diminuent; plus il faut espérer, moins la maladie
sera longue. Heureux le malade chez lequel

l'urine donne un nuage, qui se condense, s'abaisse et précipite; mais il faut se défier des urines qui, au début de la maladie, donnent des signes de coction ; il faut se défier davantage encore de celles dans lesquelles le nuage, au lieu de s'abaisser, s'élève et se maintient à la surface.

Les dépôts urinaires sont en raison de la maladie : sablonneux et graveleux dans la gravelle, les calculs et les engorgements des organes du bas-ventre; ils sont souvent teints de sang dans les maladies des reins, des uretères et de la vessie; ils sont purulents dans les ulcérations des voies urinaires ; ils sont rouges et briquetés dans les rhumatismes et l'anasarque, rougeâtres et abondants dans les catarrhes pulmonaires et le coryza; ils sont blanchâtres et s'attachent aux parois du vase, dans toutes les maladies où il y a faiblesse et relâchement des membranes muqueuses, tels que les catarrhes chroniques, les hémorroïdes

et les dispositions à l'hydropisie. Ils ont souvent l'apparence du son et de la farine, dans
les engorgements du bas-ventre, dans l'hypo-
condrie, la chlorose et quelques fièvres intermittentes; ils sont chargés de phosphate de
chaux dans le ramollissement des os; ils sont
d'un jaune safran dans les maladies du foie,
blancs et lactescents dans le croup, noirâtres
enfin dans les cas les plus dangereux.

Non-seulement il faudrait des volumes,
mais encore il faudrait avoir recours à l'art de
la peinture, pour rendre même grossièrement
les innombrables nuances de l'urine dans les
maladies; il faudrait tout un traité de chimie
organique, pour montrer les nombreux éléments qui la composent et qui varient selon
la maladie. Il faudrait rappeler les recherches
des anciens et des modernes, sur les urines;
reproduire les analyses des Chaptal, des Fourcroy, des Le Canu, des Becquerel, sur les
urines des rachitiques, des calculeux, des sy-

philitiques, des goutteux, des hydropiques et autres ; il faudrait dire les recherches de Nauche sur l'urine des femmes enceintes, sur la kéjesteine, cette manifestation de la grossesse même dès le premier mois ; il faudrait reproduire les observations des micrographes, sur le sang, le pus, le sperme et les animalcules contenus dans l'urine ; il faudrait montrer les altérations du sang, arrivant aux reins, comme aux autres viscères, mal préparé, avec des qualités autres que celles qui lui sont propres, imprégné d'éléments morbides, laissant échapper, par les reins et par les urines, l'albumine, ainsi que tous les principes générateurs de la maladie ; il faudrait montrer l'albumine, dans la presque totalité des maladies chroniques, depuis la simple gastralgie, jusqu'aux maladies du cerveau et de la moelle épinière, engendrant l'hydropisie jusqu'à l'albuminurie, cette maladie si grave et si désespérante ; il faudrait tout un traité de chimie

organique et d'observations microscopiques ;
c'est ce que nous nous efforcerons de faire
dans le second volume : ici nous nous con-
tenterons d'exposer quelques faits ; les faits
sont la lumière, ils éclairent la raison, ils do-
minent les passions des hommes, ils ne trom-
pent jamais !

UNE GUÉRISON.

Un simple pêcheur, par naufrage ou par
aventure, détermine souvent la position de
quelques écueils. qui avaient échappé aux
soins des pilotes les plus habiles.

(CHATEAUBRIAND.)

III

J'étais occupé de recherches microscopiques sur les urines, dans les maladies chroniques; je cherchais contre ces affections
consomptives des moyens sauveurs, lorsqu'un événement inouï survint dans ma
pratique! lorsque la guérison d'une phthisie

3.

pulmonaire à son dernier degré vint éclairer
de la plus vive lumière la route, encore obscure, dans laquelle je m'efforçais de pénétrer !

Le 2 de septembre 1843, madame de M***
vint me consulter pour sa fille, atteinte d'une
phthisie pulmonaire, contre laquelle tout fut
employé sans succès.

La malade était âgée de 17 ans, blonde et
d'une constitution éminemment phthisique.

La pâleur de son visage, ses joues amai-
gries, ses pommettes tachées d'un rouge ar-
dent, l'éclat fébrile de ses yeux, parfois
ternes et mourants, sa voix épuisée, la toux,
l'hémoptysie, l'oppression, l'insomnie, le
bruit respiratoire; mais par-dessus tout, son
urine fébrile, albumineuse et chargée de granulations tuberculeuses, indiquaient de profondes lésions des poumons; lésions graves,
que les médecins de toutes les écoles dé-
clarent incurables et mortelles.

Minée par ce mal cruel et impitoyable, qui me parut héréditaire, accablée aussi par la tristesse, cette autre Némésis des malades, mademoiselle de M*** me parlait avec des larmes, de sa sœur qu'elle vit mourir de la poitrine, et elle me demandait, avec une indicible expression de douleur et de regret de la vie, si le même sort lui était réservé.

Je pratiquais la médecine déjà depuis bien des années, et j'avais trop analysé, trop éprouvé les doctrines en honneur, pour en faire encore l'objet de ma pratique ; et d'ailleurs ces moyens n'avaient-ils pas tous été épuisés sur la pauvre malade ? Les sangsues, les vésicatoires, les cautères, les emplâtres, l'huile de foie de morue, l'iode, l'opium, etc., n'avaient-ils pas déjà trop aggravé sa position et abreuvé ses jours de souffrance et de dégoûts ? Oui ! je croyais à la médecine, non à cette médecine des médecins, fatal héritage

des temps d'ignorance et de barbarie, mais
à la médecine que la nature tenait encore
en réserve, et que le génie de l'homme com-
mençait à lui arracher. Déjà la loi de guérison
venait d'être proclamée par Hahnemann ;
bientôt l'analyse et le microscope nous mon-
treront dans les liquides animaux, les sources
de la maladie et la route du traitement. J'es-
pérais par ces moyens, sinon sauver la malade confiée à mes soins, au moins écarter
d'elle la souffrance et prolonger sa vie.

Consoler c'est encore guérir, dit J. L.
Petit : je m'efforçai de suivre ce précepte et
je me chargeai du traitement de mademoiselle de M*** : son urine contenait, il est vrai,
des éléments inquiétants, mais j'avais déjà
obtenu des succès inespérés dans des cas en
apparence aussi graves. Tant que la vie subsiste, tant qu'il nous reste des moyens à employer, nous devons les tenter et ne jamais

abandonner le malade, quelque grave et
avancée que soit sa maladie. Je rassurai madame de M*** ; j'ouvris à la jeune imagination
de son enfant les perspectives de l'espérance ;
je lui fis partager mon instinctif espoir de
succès et je commençai le traitement.

Hippocrate, Galien, Arétée, Celse, ces
maîtres dans l'art de guérir, recommandent
aux phthisiques, la navigation et l'air des
bords de la mer. Les médecins de presque
toute l'Europe envoient leurs phthisiques à
Hyères ou à Nice. Les Anglais conseillent en
outre la côte du Devonshire et les îles Cana-
ries. Laennec, qui ne cessa de s'occuper de
cette terrible maladie, n'avait pas de meil-
leurs moyens à lui opposer que la navigation
et l'habitation des bords de la mer, dans un
climat doux : il avait observé la rareté de la
phthisie sur la côte méridionale de la Bretagne, et de six phthisiques qu'il y avait vus,

trois avaient été guéris. Un jour, ce praticien célèbre fit venir à l'hôpital de la Charité de Paris, dont il était médecin en chef, de l'eau de l'Océan, il la fit vaporiser lentement, et l'état des phthisiques soumis à ces émanations en fut sensiblement amélioré.

Plusieurs observations de ce genre m'avaient aussi convaincu de l'efficacité de l'air marin. J'ai séjourné quelques mois à La Rochelle; j'ai parcouru les villages de la côte; j'ai visité les malades; j'ai interrogé les médecins, et nulle part, dans cette petite province, je n'ai trouvé trace de phthisie pulmonaire : l'air y est si pur, si sain, si imprégné des émanations de l'Océan; les hivers y sont si doux, grâce à un cercle de montagnes, qui abritent cette province contre les vents froids; le laitage y est si bon, si réparateur, la vie si facile, que la santé la plus mauvaise doit vite se réparer, dans ce séjour, d'air, de soleil, d'Océan et de repos. C'est là que je conseillai à madame de M*** d'aller s'établir ; c'est aussi là que les médecins devraient envoyer leurs phthisiques et tous ceux qui souffrent d'affections consomptives. Le malade n'y trouvera pas les joies mondaines que Nice peut offrir ; il n'y trouvera pas des villas élégantes, des châteaux gothiques, des tours mauresques, comme on en construit dans les campagnes de Cannes et de Nice, pour les riches étrangers qui s'y rendent ; en revanche il y trouvera la maisonnette au soleil, une vie simple, douce et peu coûteuse ; il y trouvera d'intéressants buts de promenades, le le calme, le repos de l'esprit, si nécessaires à celui qui souffre depuis longtemps ; il y trouvera par-dessus tout, cet air océanique si bienfaisant et si supérieur à celui de la Méditerranée pour la poitrine. Promenades sur le rivage ou sur l'Océan par un beau ciel ; causeries pleines d'abandon ou rêveries paisibles ; scènes toujours variées et pleines de surprises de ces pittoresques contrées : tout depuis la goutte d'eau dans le calice des fleurs, les ombrages, les prairies, les troupeaux, les enfants frais et rosés, jusqu'au spectacle de l'Océan tranquille ou agité, tout réconforte le malade affaibli ou l'homme épuisé par le travail, les luttes des affaires ou les chagrins inséparables de la vie.

Madame de M*** possédait une terre en Normandie et à peu de distance de la mer : son appartement y était tout préparé et je lui conseillai de s'y rendre. Je recommandai à la jeune malade de rester le plus possible sur le rivage; et je dégageai son régime de tous les excitants en usage dans l'art culinaire : les seuls assaisonnements permis furent le beurre, le lait et le sucre; le sel lui-même finit par être proscrit; mais les viandes rôties ou bouillies, les légumes, les fruits, tout ce qui constitue un régime confortant et réparateur lui fut recommandé. L'eau pure, le lait ou l'eau d'orge composèrent sa boisson. La flanelle fut supprimée, elle fut remplacée dans les temps froids par des vêtements très-chauds : après les sangsues, les vésicatoires et les purgatifs, la flanelle sur la peau est peut-être ce qui fait le plus de mal ; elle débilite, elle soutire les forces par des transpirations exténuantes, elle aggrave la maladie, elle nuit au traitement.

Ces précautions ainsi que le voyage ; l'espérance que je ramenai dans cette âme découragée, mais par-dessus tout le traitement, ainsi que les émanations et les brises fortifiantes de l'Océan, lui firent quelque bien. Madame de M*** m'écrivait que sa fille reprenait à la vie : nos promenades en mer, me dit-elle, lui rendent l'appétit, la force et une apparence de santé : la mer tane et brunit son visage de manière à en effacer l'air souffreteux; nos marins ne cessent de faire cette remarque ; ils exaltent les vertus de la mer, avec une naïveté au-dessus de toute description. Mais ce mieux plus apparent que réel, ne pouvait m'en imposer ; je ne pouvais me faire illusion sur l'état de la malade ; les autres symptômes se maintenaient, l'urine conservait des signes fâcheux ; la toux, l'hémoptysie, les sueurs nocturnes diminuaient peu ; l'amaigrissement faisait même des progrès. La phthisie marchait.

L'automne approchait : la chute des feuilles, les vents froids, les sombres jours, les humides brouillards, fatiguaient déjà la malade ; le séjour de la Normandie lui devenait insupportable, il fallait s'en éloigner, il fallait se rapprocher du soleil. Mademoiselle de M*** parlait déjà du départ : le voyage, le changement d'air, lui devenaient un besoin. « Quiconque, dit G. Sand, se sent vivre ou dépérir, veut aller au loin chercher quelque nid pour aimer ou quelque gîte pour mourir. »

Je conseillai les côtes de l'Aunis ; mais la médecine et la mode recommandaient le midi de la France ou du Piémont ; Hyères, Nice ou Menton aux rives de la Méditerranée! Mademoiselle de M*** voulait aller à Nice. Nice est le dernier médecin que le malade au désespoir va consulter ; elle espérait y retrouver la santé, et je ne devais pas détruire cette illusion : l'espérance est une divinité riante qu'il ne faut jamais éloigner du regard des malades et des malheureux. Il était facile de se loger commodément à Nice, il eût été très-difficile de le faire dans un pauvre village de l'Aunis ; et d'ailleurs, le besoin des relations sociales parle trop fortement aux esprits cultivés pour leur permettre de vivre dans la solitude et au milieu de malheureux pêcheurs. Puisse ce Midi embaumé, lumineux et tiède calmer ses souffrances, arrêter sa maladie et donner à sa mère désolée un peu de repos et quelques consolations !

Nice n'est point au-dessous de la réputation que lui ont faite la médecine et la mode : elle est située au pied des Alpes, sur les bords de la Méditerranée, et dans l'une des plus délicieuses vallées du monde. Un triple rang de montagnes, dont le dernier se confond avec les Alpes, la protége contre les vents du nord, et cet abri naturel explique la beauté de son ciel et la douceur de son climat. Le vent impétueux du nord-ouest, le mistral de la Provence s'y fait rarement sentir, et quand il souffle sur ces contrées, il passe haut sur les montagnes, soulève au loin les flots de la mer, tandis que la ville des malades semble dormir, dans une atmosphère embaumée, au murmure affaibli des flots expirants sur sa rive.

Ces campagnes, ces forêts d'orangers, de citronniers, de myrtes, de grenadiers, de lauriers roses ; ces perspectives variées, inattendues et ravissantes ; cette mer, toujours bleue, cette lumière splendide d'un soleil méridional, ce contraste d'un printemps continuel avec les Alpes souvent couvertes de neige ; ces vallées, ces ombrages, cette douce température, font de ce coin de la terre un séjour enchanté

Le vent du sud-est, ce vent si doux à la poitrine, souffle mollement dans la vallée ; les exhalaisons vivifiantes de la mer, la senteur aromatique de cette riche végétation, pénètrent par tous les pores de la malade, font circuler son sang, que la maladie avait comme figé dans ses veines. Je vois avec bonheur, m'écrit madame de M***, sur son visage, l'heureux effet de ce délicieux climat : la toux et la fièvre diminuent, ses forces reviennent ; l'aspect de plusieurs malades qui semblent ressaisir la

santé sur cette terre fortunée, relève son moral
un instant affaibli par la souffrance. Ma fille
est mieux, elle marche, elle fait des promenades plus longues avec un air de force et de
santé ; elle monte à cheval selon vos conseils,
et nous faisons de longues et bonnes promenades ; nous risquons des passages difficiles
et nous allons jusqu'à la fatigue et la faim ;
nous rentrons avant la fraîcheur et je lui vois
chaque jour avec bonheur, reprendre la force,
la gaîté, le sommeil et la santé.

Je soutenais de mon mieux cet espoir souvent chancelant ; j'encourageais cet exercice
et ces promenades au bord de la mer, sans
trop consulter le temps : le corps a besoin
d'être traité avec un peu de rudesse, pourvu
qu'on ne l'expose pas à des refroidissements.
J'étudiais l'urine qui m'était fréquemment en-
voyée ; je dirigeais le traitement selon la doctrine homœopathique ; j'employais selon l'in-

dication, les moyens qui m'étaient propres ; mais la cause ne cédait pas, elle sommeillait dans les profondeurs de l'organisme, et ce sommeil trompeur était malheureusement pour moi le signe précurseur de l'orage qui allait nous désoler.

Madame de M... habitait, malgré mon avis, le quartier des étrangers, le faubourg de la Croix de marbre : on sait que ce faubourg est situé du côté de la France, c'est-à-dire sur le passage du mistral. Je voulais que ces dames se logeassent de l'autre côté de l'éminence où s'élève le château, au pied de cette barrière naturelle ; là elles eussent été parfaitement abritées contre le vent, et la malade moins tourmentée par les secousses de cette nature méridionale ; mais peu de personnes s'établissent dans cette partie de la ville : la mode a adopté le quartier de la Croix de marbre, et devant la mode, l'hygiène et la médecine sont toujours sacrifiées.

10 *janvier*. De tristes nouvelles m'arrivent de Nice. Le temps est devenu froid; il faut s'envelopper, se chauffer comme dans le nord de la France. Plus de soleil, plus de promenades, plus de gaîté, plus de forces. Mademoiselle de M... est plus mal, plus fatiguée, plus triste; son teint s'altère, ses pommettes se colorent, ses mains redeviennent brûlantes et la toux ne lui laisse plus de repos. Les médecins ordonnent la diète, les sangsues, les vésicatoires, les potions calmantes. La position de la malade s'aggrave de plus en plus, et la mère et la fille découragées veulent retourner à Paris.

Cette rechute est désespérante; faut-il en accuser exclusivement quelques fatigues ou le changement de température? Il serait permis aux gens du monde de le supposer; mais le médecin, qui voit plus clair dans les mystères de la vie, ne peut tomber dans une pareille erreur. Et que peuvent les précautions les plus grandes, le climat le plus doux, le traitement le plus régulier contre cette terrible maladie? La phthisie pulmonaire n'immole-t-elle pas toujours ses victimes? Cette rechute malheureusement inévitable, c'est la fermentation des causes de la maladie, c'est leur réveil fatal après un assoupissement trompeur, c'est leur explosion. Principe phthisique, cause des maladies chroniques, qui pourra vous saisir et vous détruire?

Le voyage est très-pénible; il faut souvent s'arrêter dans les auberges du chemin. Enfin, après bien des fatigues, bien des douleurs, ces dames arrivent à Paris.

4 *avril*. Je suis appelé près de la malade :

quel changement! Je la trouve assise sur son lit, soutenue par des femmes, et la tête inclinée sur sa poitrine amaigrie; elle est tourmentée par une toux déchirante, et son visage, que l'irritation de la fièvre anime encore d'un reste de vie; prend le teint de l'ivoire jauni par le temps; ses cheveux sont trempés par la moiteur de la fièvre, et les angles osseux de ses membres amaigris font saillie sous ses vêtements. Le marasme est absolu, et sa mère est désolée.

Mon esprit se tourne en tous sens et s'épuise en recherches inutiles; rien n'apaise ses souffrances. J'appelle à mon secours des hommes de science et d'expérience, des médecins en réputation : l'opium est leur dernière raison !

Avoir pâli sur les livres, sur les cadavres, avoir interrogé la vie et la mort, passé sa vie près des malades et des mourants, se donner le titre de médecin et n'être pas plus avancé près du malade que la dernière des matrones, le dernier des charlatans; c'est à en rougir de honte pour soi-même et pour le rôle que jouent ses confrères dans le monde.

Oui, me dis-je, il est des limites que la médecine ne franchira jamais! Les maladies chroniques ont jeté des racines trop profondes dans l'organisme humain pour que la science puisse les atteindre. Et comment détruire des causes qui ont traversé avec le sang des milliers de générations? Comment corriger des vices qui viennent de si loin? Peut-être que Dieu ne le veut pas; peut-être qu'il n'est point dans ses desseins d'amener à bien tous les germes qu'il répand avec profusion : le globe en serait couvert trop tôt. Non-seulement tous les germes ne doivent pas éclore, mais parmi les plus favorisés, beaucoup sont destinés à périr avant d'atteindre leur maturité. La moitié du genre humain périt avant l'âge de dix ans, et sur mille naissances, c'est à peine si quarante dépassent la cinquantième année. Ainsi l'homme, jeune et plein de séve, tombera comme le vieillard usé au contact de la maladie et des années; ainsi la maladie nous atteindra sans que la science puisse nous en délivrer.... Ah! si les jeunes gens qui embrassent la carrière médicale savaient ce que c'est que la médecine, il en est très-peu qui consentissent à se faire médecins!

Le chagrin est contagieux, et quelque effort qu'il fasse, le médecin le plus courageux conserve difficilement cette force d'âme si nécessaire au milieu des malades et des mourants. Madame de M... est désespérée, elle perd son unique enfant, sa joie, son espoir; et j'éprouve encore, comme tant de fois dans ma longue pratique, le besoin impérieux de renoncer à l'exercice de cet art ingrat. Mais soit pour consoler et soutenir cette pauvre mère contre le malheur, soit que la pensée de découvrir des remèdes contre cette terrible maladie me domine et m'entraîne, je continue le cours de mes recherches avec énergie, avec persévérance; j'analyse avec plus de soin l'urine de la malade : un invincible instinct me poussait dans cette voie nouvelle et inexplorée..., Et pourquoi ne chercherais-je pas aussi? Est-ce parce que ces moyens de guérison n'ont pas encore été trouvés qu'il faut désespérer de les découvrir un jour? Si nous les avons cherchés où ils ne sont pas, faut-il en conclure qu'on ne les cherchera jamais où ils sont? Les médecins les ont demandés à l'expérience du médicament sur le malade; mais comment distinguer les effets propres du médicament de ceux de la maladie? Les homœopathes les ont expérimentés sur l'homme en santé; mais quel abîme entre l'homme en santé et l'homme malade! Quelle différence entre la sensibilité de l'un et la sensibilité de l'autre! Et comment trouver des hommes assez sains, assez soumis, assez réguliers dans leur régime, leurs impressions, leurs habitudes, pour faire sur eux de bonnes expériences? On les a expérimentés sur les animaux; mais les animaux meurent sans pouvoir rendre compte de leurs sensations. Et n'obtenant rien de tous ces essais, les médecins demandèrent aux sciences exactes des lumières sur cette importante question ; et les sciences, qui ne peuvent expliquer que ce qui est de leur domaine, sont restées muettes sur les vertus curatives des médicaments. La chimie nous éblouit par la splendeur de ses programmes, sans pouvoir satisfaire nos espérances. Nous nous sommes fait une opinion fausse du concours que le laboratoire peut prêter à la médecine : la chimie n'a point mission de se substituer à la science de la vie, et quand elle veut rattacher tous les phénomènes de la vie aux forces qui régissent la matière brute, elle nous fait commettre une erreur fatale à la science et à l'humanité.... C'est à l'étude des urines dans les maladies qu'il fallait demander la solution de ce problème, et cette étude nous l'avons négligée pour forger des systèmes.... J'étudierai l'urine des malades, je chercherai dans ce liquide les causes de nos souffrances; je m'efforcerai de les anéantir, et si je n'atteins pas ce but désiré, j'aurai la consolation de l'avoir tenté.

L'urine de la malade est fébrile et écumeuse; elle contient de l'albumine ainsi qu'une matière purulente émanée des poumons; elle montre sous le microscope d'innombrables granulations de volumes variables, en partie fondues dans une matière purulente, reflétant diverses couleurs; elle indique la fonte tuberculeuse des poumons, les désordres les plus graves; elle indique une mort prochaine.

J'analysais, j'étudiais cette urine avec soin ; je cherchais les moyens de la ramener à son état normal ; je consolais mon cœur, je soutenais les forces de mon esprit par ce travail, lorsque enfin et après des milliers d'essais, j'arrivai à dissoudre les tubercules, à neutraliser les produits de la maladie, à ramener cette urine à son état normal !

Ce résultat fut une vive lumière pour mon âme jusqu'alors enveloppée de ténèbres ! La substance qui ramenait ainsi à l'état sain les produits de la maladie, aurait-elle le pouvoir de soulager, sinon de sauver la malade ? Aurais-je le temps d'obtenir cette guérison si longtemps cherchée, si fortement désirée ? Je dis mon expérience au docteur L... qui m'assistait dans cette agonie. J'en parlai à madame de M... ; je leur dis mes craintes, mes espérances ; tous deux me pressèrent d'accomplir ma pensée. J'avalai une forte dose de ce médicament, et j'en fis boire au docteur L..., afin de m'assurer de son innocuité. Convaincu de sa douceur, j'en laissai tomber quelques gouttes dans un verre d'eau sucrée, et j'administrai ce mélange par cuillerées à la malade qui se mourait.

Rien de remarquable durant les premières heures de l'administration du médicament; mais dès la septième heure, la fièvre devint plus forte, la toux plus douloureuse et plus opiniâtre; la face devint vultueuse, des picotements et de la chaleur se manifestèrent à la peau : la malade accusa bientôt une démangeaison très-forte dans le poumon droit, à l'endroit même où l'auscultation faisait entendre une lésion grave et mortelle.

Les heures de la nuit sont pour les malades les plus cruelles. Il y a dans l'air, surtout après minuit, je ne sais quelle influence fatale qui pèse douloureusement sur les restes de leur existence affaiblie. Le médecin, comme tous ceux qui consacrent leur vie au soulagement des malades, savent combien, dans la nuit, les gémissements de la souffrance sont poignants : le mal et la mort, dans ces heures solennelles, semblent avoir pris possession exclusive de ce monde souffrant et malheureux.

16 *avril*. La malade était dans une agitation cruelle ; la suffocation était imminente ; une sueur abondante inondait son visage ; une crise grave se préparait. Je tremblais d'avoir aggravé sa position, lorsque tout à coup une toux violente et convulsive, lorsqu'une crise, que je crus la dernière, changea notre chagrin en bonheur ! Cette toux suffocante, cette crise enfin qui nous parut fatale, fut immédiatement suivie d'une expectoration abondante d'une matière purulente, mêlée de sang et de tubercules charnus. Ces tubercules, au nombre de quatre, volumineux comme des pois, étaient

enveloppés de lambeaux charnus en putréfaction. Immédiatement après cette expectoration, la toux diminua, les sueurs cessèrent,
et le sommeil que la malade ne connaissait
plus depuis longtemps vint fermer ses paupières.

Les traces de la souffrance disparaissaient de
son visage comme les sillons de la mer après
l'ouragan ; le pouls faible, mais régulier, la
respiration moins râlante, plus douce et plus
longue, le repos, le calme des traits, tout
annonçait un mieux immense. Mon étonnement fut extrême! Cette amélioration était-elle
réelle, ou bien n'était-elle qu'une illusion que
le premier souffle allait dissiper? Mon expérience avait-elle produit cette crise salutaire?
Le mieux se soutiendrait-il? Pourrais-je, par le
même moyen ou par de semblables recherches,
conserver à la terre cette enfant si chère?
Avais-je résolu le problème désespérant de la

guérison des maladies chroniques? Espoir, craintes, agitations, troubles douloureux de l'âme, j'ai tout éprouvé!

Après trois heures d'un sommeil visiblement réparateur, la malade s'est réveillée. La toux plus faible et moins douloureuse fut suivie d'une facile expectoration. Elle était mieux, visiblement mieux : elle portait sur nous un regard étonné et souriant. Je lui fis servir un peu de bouillon de bœuf, qu'elle but avec plaisir; et peu de temps après, tant la nature avait besoin de repos, la malade retomba dans un sommeil profond et réparateur.

A son corps doucement affaissé, à sa respiration douce et facile, aux battements réguliers du cœur, à sa peau tiède et halitueuse, à ce sommeil bienfaisant, on voyait que l'organisme était délivré des causes qui l'opprimaient et qu'un miracle de guérison s'accomplissait.

Je redoublai d'ardeur dans mes recherches,

de soins dans mes expériences, de précision
dans l'administration . des médicaments, et
tous les symptômes disparurent : la toux cessa,
l'appétit, l'embonpoint, la chair, les forces
revinrent ; la réparation se fit rapidement, et
après deux mois de convalescence, la santé et le
bonheur rentraient dans cette famille naguère
désolée.

Ma plume est trop faible pour décrire cette
lutte désespérée de la science et du dévouement contre les puissances destructives de la
vie ; mais les yeux qui ont vu ce spectacle : une
maladie sûrement mortelle cesser comme par
enchantement ; une malade réduite au dernier
degré de la phthisie et du marasme retrouver
la vie et la santé, ces yeux-là peuvent se fermer contents : ils ont vu ce qu'il y a de plus
grand, de plus saint sur la terre ; ils ont entrevu
ce que la main de Dieu a répandu de moyens
salutaires à côté des maux qui nous affligent.

PHTHISIE PULMONAIRE.

IV

Mon expérience, toute grossière qu'elle fut,
produisit-elle ce miracle de guérison ? Le mélange médicinal projeté sur l'urine de la malade, par la raison qu'il ramena ce liquide à
son état normal, ou qu'il détruisit la cause
de la maladie, fut-il véritablement le remède

sauveur? Je ne pus en douter : l'expérience avait prononcé. Je vis clair dans le passé et dans l'avenir de l'art; je venais au moins d'ouvrir à l'humanité une route féconde en résultats heureux, dans les cas même les plus désespérants.

Impatient de vérifier et d'étendre les applications de ma découverte, je dirigeai de plus en plus mes recherches sur la phthisie pulmonaire, et bientôt de nombreux malades, courbés sous le poids de cette indomptable maladie, s'offrirent à mes soins : beaucoup guérirent avec une rapidité qui tient du prodige, et depuis j'arrachai souvent de la tombe, où ils étaient aux trois quarts descendus, des phthisiques, dans l'espace de quelques mois de traitement.

Les faits suivants pourront nous en fournir quelques preuves :

M. P***, jeune artiste, s'enrhumait fréquemment depuis quelques années, sans que sa

voix ni sa santé en parussent altérées , lorsque, après des travaux soutenus et de brillants
débuts sur un théâtre lyrique, il fut repris
d'une bronchite, cette fois si grave, qu'elle ne
céda pas, comme les précédentes, à quelques
sangsues, à la diète, à la chaleur et aux potions calmantes : l'inflammation fit de rapides
progrès. Saignées, sangsues, vomitifs, vésicatoires, cautères, tout fut employé sans succès.
Les forces du malade tombèrent ; sa voix se
perdit, la gorge devint brûlante, la toux pénible, les sueurs exténuantes, l'expectoration
purulente et mêlée de sang. Le séjour du Midi
fut conseillé ; M. P*** était trop affaibli pour
se déplacer. On recourut à l'homœopathie, et
l'homœopathie, qui eût été sans doute toute-
puissante au début de la maladie, ne put
même en modérer la violence. La phthisie
marchait, et la position du malade inspirait
de telles inquiétudes que le docteur L..., son
ami, conseilla de me consulter.

5.

Saturée d'une matière purulente et de granulations tuberculeuses, émanées des poumons, fébrile et écumeuse, son urine indiquait des lésions pulmonaires profondes et mortelles. J'essayai plusieurs substances, lorsqu'un mélange affaibli de phosphore, de pulsatille et de suc de pratensé ramena l'urine à son état normal. Ce mélange fut administré ; les symptômes diminuèrent, la toux cessa, la voix, l'appétit, la chair, les forces, le sommeil, revinrent, et au bout de huit mois de ce traitement, rigoureusement suivi, M. P***, parfaitement guéri, put rentrer sur la scène aux applaudissements d'un public heureux de le revoir.

Cette maladie cependant durait depuis dix-huit mois et avait résisté à tous les moyens de traitement !

Par quel miracle, direz-vous, ce médicament, par le fait qu'il aurait ramené l'urine à son état normal, aurait-il eu aussi le pouvoir de guérir une maladie qui avait résisté aux moyens le plus savamment dirigés? Comment ce fait s'est-il produit? Nous ne chercherons pas à l'expliquer; nous nous bornerons à raconter afin que chacun puisse vérifier et juger.

L'essai des médicaments sur les urines, les garanties de ces épreuves, les résultats heureux de ce mode de traitement, sont des faits comme tous les phénomènes physiques ou chimiques : tout le monde peut les vérifier, nul ne peut les expliquer. Mais ces faits sur les urines subsistent; jetez-vous dans mille arguties, vous ne les détruirez pas; ils se reproduiront toujours sous l'action d'expériences bien faites, et ils finiront par convaincre les plus incrédules.

Vous dites : Cela est impossible... Nous ne comprenons pas... Oh! si l'homme n'admettait que ce qu'il peut expliquer, il admettrait fort peu de chose. Dites : Comprenez-vous bien l'électricité, l'attraction, la chaleur? Comprenez-vous bien la force effrayante qui résulte de la compression du gaz acide carbonique? Comprenez-vous une seule des puissances de la nature?

Détracteurs de l'urologie, dites : Pourquoi les médicaments qui détruisent dans l'urine le ferment, le sucre et tous les éléments du diabète, ont-ils aussi le pouvoir de détruire cette maladie?

Dites : Pourquoi les substances capables de neutraliser dans l'urine l'albumine, ainsi que les principes de l'hydropisie, possèdent-ils aussi les vertus curatives de cette maladie?

Dites : Pourquoi la présence, dans les urines, des phosphates de chaux, des phosphates ammoniaco-magnésiens, etc., sont-ils le signe de la goutte, de la gravelle et des calculs? Et pourquoi les alcalis, les carbonates alcalins, qui les détruisent dans les urines, ont-ils seuls la puissance d'en débarrasser et de guérir le malade?

Et si l'action curative des médicaments se montre de cette façon dans le diabète, l'hydropisie, la goutte, la gravelle, les calculs, etc., pourquoi vous répugnerait-il d'admettre la même action curative dans les autres maladies? Où trouverez-vous un diagnostic plus certain, un pronostic plus vrai et des moyens de traitement plus précis et plus efficaces?

Vous riez de l'étude des urines, et vous ne riez pas quand Donné vous montre les zoospermes dans l'urine des malades atteints de pertes séminales, de maladies de la moelle épinière et d'affaiblissement des membres inférieurs!

Vous ne riez pas quand Buchner vous montre le mercure, le fer, l'iode, etc., dans l'urine des sujets soumis à l'action de ces préparations!

Vous ne riez pas quand Orfila vous montre

dans l'urine l'arsenic, les poisons, ainsi que les substances médicinales introduites dans l'économie, soit par l'estomac, soit par la peau ou tout autre organe! Et vous riez de l'étude des urines, appliquée à l'étude et au traitement des maladies! Accusateurs superficiels, avez-vous étudié l'urine dans la phthisie, dans le cancer, dans toutes les maladies désorganisatrices? Avez-vous cherché les moyens de ramener ce liquide à son état normal? Avez-vous essayé ces médicaments?... Vous n'avez fait aucune de ces expériences et vous les condamnez? Mais la vérité, l'inexorable vérité, viendra tôt ou tard flétrir ses détracteurs et justifier ceux qui la suivent jusqu'à la démonstration irréfragable!

Vous demandez des faits; mais ces faits sont innombrables; seulement, quand ils se produisent dans notre pratique, vous les mettez sur le compte de la nature ou de l'imagination : comme si l'imagination pouvait guérir des enfants, des aveugles ou des vieillards !

Vous nous accusez de vouloir faire du nouveau ; nous n'avons point cette pensée ; nous
ne prétendons même pas avoir beaucoup obtenu. Seulement nous avons étudié patiem-
ment l'urine autrement qu'on ne l'a fait, et
nous cherchons par cette étude des moyens
de traitement plus précis et plus heureux.
Nous ne demandons pas qu'on nous croie sur
parole ; nous approuvons le doute et nous
sommes de ceux qui veulent voir et toucher
pour se convaincre. La médecine a subi tant
de révolutions ; elle porte au front les marques
de tant d'erreurs accumulées, qu'il est bien
permis de douter de celui qui s'annonce
comme porteur d'une bonne nouvelle. Mais,
comme l'a dit saint Augustin, n'éteignez pas
l'esprit, éprouvez tout et approuvez ce qui
est bien.

Au mois d'août 1844, madame D***, vingt-cinq ans, me fit consulter, pour une maladie grave de la poitrine dont elle souffrait depuis deux ans environ. Son urine indiquait des lésions mortelles. Les symptômes étaient si graves, la maigreur si grande, les sueurs si abondantes, l'expectoration d'un si mauvais aspect et d'une odeur si repoussante, que les médecins, ainsi que les personnes qui l'entouraient, ne doutaient pas de sa fin prochaine.

Je me chargeai cependant du traitement de la malade. L'urine ramenée à l'état normal, par un mélange de suc de pratensé, de soufre et de douce-amère, me donna quelque espoir ; j'administrai le médicament : la toux céda dès les premiers jours, les sueurs cessèrent, l'appétit revint, la chair, l'embonpoint, et au bout de quatre mois de traitement, madame D*** retrouvait une santé inespérée.

Se croyant guérie, la jeune femme abandonna son traitement, reprit ses habitudes de santé et rentra dans le monde avec toute la vivacité que donnent la jeunesse ainsi qu'une longue privation. Mais le plaisir dura peu : une inflammation de poitrine survint, et au lieu de revenir me consulter, on recourut encore aux anciens moyens, aux sangsues, aux vésicatoires, à la diète et aux potions calmantes.

Madame D*** avait un frère médecin, et tout le monde dans sa famille s'occupait de médecine; les uns d'allopathie, les autres d'homœopathie; tout le monde discutait, re-jetait et qualifiait à sa manière ma pratique selon les urines.

Cependant la maladie marchait; tout était impuissant; l'inquiétude et la crainte gagnaient les esprits; et dans ce doute désespérant on revint me consulter. Nouveau traitement, nouveau triomphe du médicament sur la ma-ladie. La malade fut soumise, et les effets du traitement furent si rapides et si salutaires, que bientôt madame D... retrouva la santé. La famille étonnée ouvrit les yeux et fut convaincue.

Ce n'est donc point par les contraires, ni toujours par les semblables, que les médicaments guérissent ; mais bien par leur propriété de détruire la cause de la maladie. Donnez à un malade la substance capable de ramener à leur état normal les liquides animaux pervertis par la maladie, et soudain la cause disparaîtra, et tout rentrera dans l'état régulier de la santé. Ainsi le mercure ne guérit de la syphilis que par sa propriété de détruire le principe syphilitique ; le soufre ne guérit de la gale que par son action délétère sur l'acare ou insecte générateur de cette affection ; le quinquina ne guérit les fièvres intermittentes des marais que par son pouvoir de neutraliser le principe paludéen ; ainsi de tous les médicaments. — Étudier les causes des

maladies; chercher parmi les substances con-
nûes celles qui ont la propriété de les détruire : tel est le moyen, l'unique moyen de
rendre la santé au malade, d'une manière
prompte, douce, certaine et durable, quelque
grave et avancée que soit sa maladie.

Cette voie expérimentale commence heureusement à être parcourue par les médecins
les plus laborieux. Le docteur Ozanam a lu
à l'Institut un mémoire fort remarquable sur
l'efficacité du brome dans le traitement des
affections pseudo-membraneuses; il montre
que le brome ne doit son efficacité dans le
traitement du croup qu'à sa propriété chimique de dissoudre les fausses membranes
qui se développent dans cette maladie. Ce
médecin plongea dans l'eau bromurée une
fausse membrane, ferme, élastique; il l'y laissa
pendant douze heures, et lorsqu'il voulut la retirer, il la vit tomber en poussière et se ré-

soudre en granulations amorphes; il en conclut avec raison que le brome modifie la
force vitale dans son acte-organisateur patho-
génique, et guérit en déterminant la désaggrégation des fausses membranes.

Le docteur Ozanam répéta l'expérience
avec une dissolution de bromure de potassium, sur de fausses membranes recueillies
sur les amygdales, et il vit, au bout de douze
heures, ces plaques devenir transparentes,
molles et diffluentes; il en conclut de ce fait
que le bromure de potassium, possédant le
pouvoir fluidifiant de la potasse, et la faculté
de désaggrégation particulière du brome, doit
arrêter et guérir les affections diphtériques.

L'auteur cite dans ce mémoire lu à l'Institut
de nombreuses observations à l'appui de sa
découverte.

Ainsi le brome guérit le croup par sa propriété de dissoudre l'élément croupal; ainsi
les médicaments ne guérissent et ne peuvent

guérir que par leur affinité avec le principe de la maladie ; et comme l'urine contient toujours les éléments de la maladie, c'est à l'urine qu'il faut s'adresser pour l'étudier et la guérir.

Agé de cinquante-cinq ans, M. B... était tourmenté, depuis douze années, par un asthme qui devenait de plus en plus violent et se compliquait de bronchites orageuses, malgré tous les moyens employés.

Les accès se rapprochaient et l'oppression était si anxieuse qu'il fallait ouvrir les fenêtres même dans les temps les plus froids. La poitrine semblait douloureusement serrée et faisait entendre un râle inquiétant. Les amygdales étaient indurées, la bouche amère, l'haleine fétide, la toux déchirante, l'expectoration difficile, purulente et mêlée de sang. Les jambes étaient infiltrées et la suffocation imminente, lorsqu'on vint me consulter.

Rare et brune, l'urine du malade contenait

une très-grande quantité d'albumine. J'ordonnai un mélange de pratensé et de veratrum
album : aussitôt l'accès faiblit, la santé se re-
leva, et quatre mois se passèrent sans accès ;
mais au cinquième, un faible accès reparut
causé par des écarts de régime. Le malade revint au traitement et sa santé se raffermit.
Aujourd'hui M. B... se porte bien, fait beaucoup d'exercice , n'observe aucun régime
et n'éprouve plus aucune gêne de la respiration.

A l'exemple de quelques médecins , faudra-
t-il conseiller à celui qui souffre de la poitrine,
le séjour d'Hyères, de Nice ou d'Alger ? Nous ne
le pensons pas ; avec les moyens que nous
proposons, le malade pourra vivre, guérir et
se bien porter partout. Déjà les médecins de
quelque valeur n'envoient plus leurs phthisiques mourir sur les côtes méditerranéennes.
Ils le savent : l'air sec et vif de Marseille, ainsi
que le mistral de la Provence, impriment à la

phthisie une marche rapide. L'air mou et tiède de Nice, entrecoupé de mistral, n'est point favorable à ceux qui souffrent de la poitrine, et les registres des hôpitaux montrent que le séjour de Naples leur est plus nuisible encore. En Espagne, la consomption pulmonaire fait beaucoup de victimes, et le rocher de Gibraltar semble être le pays où cette maladie exerce le plus ses ravages. La Grèce n'est point favorable aux phthisiques, et l'Égypte, ce pays tant vanté pour la curabilité de cette maladie, donne une proportion de phthisiques aussi grande que celle des bords de la Seine.

Dans ces derniers temps, quelques médecins ont vanté le séjour de l'Algérie. Ils ont dit : L'Algérie est la terre promise des phthisiques; le ciel y est magnifique, et les brises de la mer tempèrent délicieusement les chaleurs de l'été. La saison d'hiver y est un continuel printemps, et le thermomètre centigrade n'y descend jamais au-dessous de 6 degrés. Il est vrai que les fièvres intermittentes sont endémiques dans quelques parties de l'Algérie : mais le miasme paludéen, ce principe de la fièvre intermittente, est l'antagonisme de la phthisie. Partout, a-t-on dit, où ce miasme subsiste, dans la Bresse, comme en Afrique; dans les Marais-Pontins, comme dans les savanes de l'Amérique, la phthisie pulmonaire se montre rarement, ou n'existe pas : telle est la doctrine de Boudin et de quelques autres médecins en faveur de l'Algérie. Pour nous qui avons parcouru Alger et ses environs, fréquenté ses hôpitaux, observé ses malades; nous n'avons pas eu le bonheur de constater cette influence salutaire du sol africain, ni du miasme paludéen sur la phthisie pulmonaire. Nous croyons au contraire qu'il faut éloigner le phthisique des contrées où règnent les fièvres, parce qu'un phthisique peut contracter une fièvre paludéenne et ne pas s'en relever.

Le fait suivant pourra jeter quelque clarté sur cette question :

Agée de vingt-deux ans, blonde et lymphatique, madame X*** toussait habituellement, sans que sa santé parût en souffrir sensiblement, lorsqu'après une grossesse assez heureuse, la toux, l'oppression et l'amaigrissement firent des progrès inquiétants. L'automne finissait, et dans la crainte de l'hiver, le médecin conseilla le séjour de Nice ; Nice ne lui fut point favorable. Madame X*** revint passer l'été dans sa campagne, près de Paris, dépérissant de plus en plus. Les beaux jours s'éloignaient, et l'on crut devoir lui recommander le climat d'Alger. Le malade aime le changement ; une traversée, un ciel si beau, une terre nouvelle, l'espérance fortifiée par les plus beaux récits, décidèrent madame X***. Le voyage fut pénible, et peu de temps après son arrivée, elle fut atteinte d'une de ces fièvres intermittentes si fréquentes dans le pays.

6.

Cet événement imprima à la marche de sa maladie une rapidité inquiétante. Il fallut quitter l'Afrique : ce fut le conseil des médecins. Madame X*** revint à Paris dans un état désespérant. C'est alors que l'on vint me consulter.

Son urine reflétait nettement sa position. La toux, les sueurs, la fièvre, le marasme, annonçaient une fin prochaine, lorsque le soufre, le phosphore et le suc de pratensé suspendirent les symptômes. La maladie s'arrêta, la fièvre cessa, la toux, les sueurs disparurent, le sommeil revint, et après huit mois de ce traitement, madame X*** retrouva une santé qui ne s'est point démentie depuis.

Est-ce à dire que le pays soit une chose indifférente à la phthisie, et qu'il faille nier l'influence salutaire du voyage, d'un beau ciel et d'un doux climat sur cette maladie? Non : et nous croyons au contraire qu'il est

des contrées très-favorables aux phthisiques ;
mais leur efficacité n'est pas en raison de la
chaleur ni du soleil dont elles jouissent ; elle
est plutôt en raison de leur position, de leur
peu d'élévation par rapport à la mer, et peut-
être aussi d'un état magnétique particulier.
Ainsi, la phthisie pulmonaire est moins fré-
quente en Irlande qu'à Malte et en Sicile ; elle
fait moins de ravages à Saint-Pétersbourg qu'à
Madrid ; elle est beaucoup plus rare sur les
côtes de Bretagne que sur tout le littoral
méditerranéen ; elle est moins redoutable à
Avranche, à Granville, à Quimper, qu'à Mont-
pellier et à Pau ; elle est très-rare sur les bords
de l'Océan, dans un pays plat et sous un climat doux... Ainsi, la petite province de l'Aunis,
dans la Charente-Inférieure, au niveau et sur
les bords de l'Océan, est le pays qui m'a paru
le plus favorable aux malades qui souffrent
de la poitrine. Mais je le répète, avec une conviction qui m'entraîne, parce qu'elle est for-

tifiée par les faits les plus beaux et les plus nombreux : le suc du pratensé, le soufre, le phosphore, la pulsatille, etc., seuls ou combinés, selon les indications de l'urine, sont les moyens les plus puissants à opposer à la phthisie pulmonaire, ainsi qu'à toutes les maladies des voies respirantes. Répandre ces moyens, les mettre à la portée de tout le monde, les faire en quelque sorte descendre dans le domaine public; c'est apporter à cette humanité malade le secours que nous appelons tous de nos vœux les plus ardents.

CANCER.

Il serait plus aisé de faire couler les quatre
grands fleuves de France dans le même lit
que de rassembler les savants de Paris pour
juger de bonne foi une question hors de
leurs principes.

(Le docteur DESLON.)

V

Pourquoi les médecins ont-ils eu l'idée in-
sensée de lutter sans cesse contre la nature,
quand ils avaient sous les yeux ses procédés
curatifs si simples et si faciles à imiter ? Pourquoi ont-ils voulu substituer des causes ima-

ginaires, aux véritables causes des maladies qu'il est si facile d'observer? S'ils avaient employé à l'étude des urines, à la recherche des causes de nos souffrances, aux moyens de les anéantir, à l'art de guérir enfin, la millième partie du temps qu'ils ont employé à forger des systèmes, ils se fussent épargné bien des humiliations et à l'humanité bien des souffrances! Il n'en devait pas être ainsi : l'éternel orgueil de l'homme leur fit dédaigner les voies de la nature et du sens commun ; et une fois engagés dans ces sentiers de l'erreur, ils se sont obstinés à les parcourir; et ils ont entraîné, dans cette nuit des systèmes, une foule de praticiens aveugles qui perpétuent l'erreur et les maux de l'humanité. Tout cela est triste à dire, et cependant tout cela est ainsi. La société est la victime vivante d'un assemblage de systèmes que l'on nomme médecine, et qui sous ce nom répandent des maux incalculables.

Mais, dira-t-on, la médecine n'est pas partout entachée d'erreurs; elle guérit bien quelquefois. Non, elle ne guérit jamais; elle ne
peut pas guérir, et nous pouvons la défier
d'obtenir une seule guérison. Interrogez ses
époques diverses, remuez les systèmes qui la
composent, fouillez les innombrables écrits
des médecins : partout vous ne trouverez que
divagations, moyens impraticables ou funestes! La médecine n'a-t-elle pas fait un effroyable divorce avec la vérité? Oui, la mé-
décine a dévié de sa route en négligeant l'étude
des urines, en suivant le principe des contraires; et si, par hasard, elle fournit quelque indication, rationnelle en apparence, cette
indication n'est qu'un piége dont le malade
et le médecin doivent se défier. Ici, elle pres-
crit contre une inflammation des évacuations
sanguines qui, loin d'apaiser l'orage, le rendent plus dangereux encore, en épuisant les
forces du malade; là, c'est une maladie chro-

nique qu'elle aggrave et rend mortelle, par les purgatifs, les sueurs, les vésicatoires, les sangsues, les cautères, les sétons, etc. ; ailleurs, c'est un malade affaibli par la maladie et les sangsues, qu'elle veut fortifier par des toniques qui l'affaiblissent davantage en allumant la fièvre. Toujours des essais, toujours des peut-être ! et si, par hasard, elle parvient quelquefois avec ses narcotiques à comprimer la douleur, c'est toujours aux dépens du reste de la santé du patient, et trop souvent de sa vie ! J'en appelle, dit le docteur Morizon, à tous les hommes qui souffrent, et je leur demande si, en suivant les conseils et les ordonnances des médecins, ils ont trouvé autre chose que déception et souffrance ?

Et que l'on ne croie pas que je vienne ici accuser les médecins : j'accuse leurs doctrines. Tant d'hommes, dont la vie de jour et de nuit est consacrée à de pauvres malades, méritent bien quelques respects ; tant d'hommes, dont le nom restera grand à jamais, n'ont point usé leur génie dans un labeur sans fruits : l'anatomie, la physiologie, les sciences naturelles sont presque dues aux efforts des médecins; ceux-là, et ils sont nombreux, font progresser les sciences et répandent partout des consolations et des bienfaits. Mais, lorsque ces médecins se demandent compte de la valeur de leurs doctrines; si, non contents d'exercer le privilége de soutenir et d'encourager le malade, ils prétendent exercer cet autre privilége, que le ciel ne nous a pas refusé, celui de guérir : hélas ! ils ne trouvent autour d'eux que stérilité, impuissance. Ces médecins, qui devraient être les hardis interprètes de la nature, la méconnaissent et ne sont trop souvent que le tourment du malade. Quelle contradiction, quelle misère !

Ces réflexions nous sont suggérées par les maladies cancéreuses, aujourd'hui si répandues et si désespérantes.

Que n'a-t-on pas employé contre le cancer, ce monstre à mille têtes ? Les poisons les plus énergiques, comme les caustiques les plus redoutables ; le chlore, les nitrates d'argent et de mercure ; le sublimé corrosif, l'arsenic comme le feu et le fer rouge : on a tout essayé, on a porté l'instrument tranchant jusque dans les profondeurs de nos organes ; on a amputé le sein, enlevé les côtes ; on a excisé le col de la matrice, extirpé cet organe ; on a tout fait excepté ce qu'il fallait faire. On a frappé aveuglément sur les effets sans songer à la cause : et la maladie s'étant toujours reproduite avec plus de fureur, on l'a déclarée incurable et mortelle.

Est-ce à dire que le cancer soit incurable ? Oui, si l'on entend par cancer la maladie arrivée à son dernier degré de destruction ; non, si l'on est appelé assez tôt pour saisir et délivrer l'organisme de ce redoutable ennemi. Les faits suivants prouvent la possibilité de guérir cette maladie, dans les cas même les plus désespérants.

Le 10 mars 1835, je fus consulté pour madame D***, trente-cinq ans, triste, découragée et considérablement amaigrie par une maladie de matrice, dont elle souffrait depuis plusieurs années. Son urine trouble et fébrile contenait des myriades de globules grisâtres en suspension dans une matière purulente émanée de la matrice, reflets certains d'un cancer de cet organe.

Maigreur extrême; peau jaune, terreuse et flétrie; yeux ternes et enfoncés; digestions très-pénibles et souvent impossibles; constipation opiniâtre, souffrances dans les reins, les cuisses, les aines et les côtés du bas-ventre; douleurs lancinantes et souvent atroces au fond des parties génitales; alternatives d'hémorragies utérines ou d'écoulement d'une matière puriforme, abondante, mêlée de sang et d'une

odeur fétide. Le col de la matrice était volumineux, boursouflé et vastement ulcéré ; il
s'en échappait une sanie purulente, qui irritait
les parties environnantes, et qui répandait une
odeur tellement infecte, qu'il était impossible
de rester dans la chambre de la malade lorsque les fenêtres étaient fermées.

Tel était l'état de la malade lorsque je commençai le traitement : je le commençai, je
l'avouerai, sans espoir ; et que pouvais-je espérer, en présence d'une maladie aussi grave,
aussi avancée, l'une des plus terribles dont la
femme puisse être affligée? Mais quelles furent
ma surprise et ma joie! quel fut l'étonnement
des médecins témoins du succès de mon en-
treprise, lorsque les souffrances cessèrent,
lorsque le sommeil, les digestions, les forces
revinrent! C'est avec ivresse que madame D***
retrouvait le calme, la chair et la santé : aussi
fut-elle soumise jusqu'à complète guérison ;
et depuis huit ans que le traitement est ter-

miné, madame D*** se porte bien et n'a plus rien ressenti de cette terrible maladie.

Au mois d'octobre 1838, madame J***, âgée de quarante-cinq ans, se fit transporter près de moi dans un état déplorable; elle pouvait à peine se soutenir, affaiblie qu'elle était par une perte utérine, abondante, d'un sang séreux et décoloré; elle ressentait de plus des douleurs fréquentes et fouillantes, dans les reins, le bas-ventre et la matrice, et elle était épuisée par des diarrhées fréquentes, avec ardeur brûlante à l'anus; elle éprouvait de l'oppression par le plus léger mouvement, et des évanouissements fréquents, accompagnés de bruissements dans les oreilles et de froid à la tête. L'appétit était nul et la soif inextinguible, le pouls était petit et fréquent, la peau pâle, décolorée, terreuse et les jambes infiltrées : tel était l'état de la malade qui se confiait à mes soins.

J'étudiai son urine ; je cherchai les moyens
de guérison ; j'ordonnai ces médicaments et
je recommandai à la malade de revenir dans
une huitaine de jours. Madame J*** fut exacte ;
elle revint le septième, mais cette fois dans
l'état le plus satisfaisant. Le lendemain du
médicament, me dit-elle, je fus mieux, beaucoup mieux ; le troisième jour, plus de souffrance, plus de perte ; l'appétit, le sommeil, la
gaieté, tout revenait ; aujourd'hui, je suis
bien, très-bien, je retrouve mes forces et ma
santé.

La cause disparaissait visiblement sous l'action du traitement, et la nature par sa force
toute-puissante réparait les désordres, relevait
la santé. Cette maladie, cependant, durait depuis huit mois et avait résisté à tous les moyens
de traitement.

Après deux grossesses laborieuses, des chagrins et de longues fatigues, madame P... fut

atteinte dès l'âge de 36 ans, d'une chute de matrice, avec cancer de cet organe. Pessaires, applications de toutes sortes, cautérisations, narcotiques, bains de siége, douches, eau froide, lotions, injections astringentes, tout fut essayé, rien ne fut supportable. La maladie fit des progrès, et deux ans après l'apparition des premiers symptômes, elle fut déclarée incurable et mortelle. On recourut à l'homœopathie, vain espoir! rien n'arrêta les ravages du cancer : les souffrances et les crises devenaient intolérables lorsqu'on vint me consulter, 9 *décembre* 1852.

La malade gisait sur son lit, la face pâle et amaigrie, la peau d'un jaune sale et comme détachée des chairs. La matrice était hors des parties génitales et ressemblait à un morceau de chair en putréfaction ; elle était labourée par des ulcérations d'où s'échappait un pus fétide et souvent mêlé de sang. Les parties environnantes étaient baignées et ulcérées par la matière purulente, et les urines s'échappaient soûvent involontairement avec des cuissons insupportables. Ce spectacle était affreux : et que pouvais-je espérer? L'urine, que l'on ne pouvait obtenir qu'au moyen d'une sonde, était saturée par une matière purulente, épaisse et grisâtre, reflet d'un cancer très-avancé de la matrice ; elle indiquait une mort certaine.

Si j'ai obtenu de nombreuses guérisons, dans les cas les plus désespérants, j'ai aussi rencontré des résistances et des insuccès. Une maladie chronique n'est curable que lorsqu'elle n'est pas arrivée à ses dernières limites ; mais lorsqu'elle a dévoré les organes, épuisé l'organisme ; lorsque la nature abandonne le malade et que la mort est prochaine, que peut faire le médecin? Consoler, soulager, tenter encore et puis se résigner.

Je voulus encore tout essayer. L'urine indiquait une maladie mortelle, mais elle indiquait aussi un traitement. Les médicaments furent administrés, et, chose inouïe! le résultat dépassa toutes mes espérances. La cause fléchit, les souffrances diminuèrent, l'appétit revint, les désordres cessèrent, la matrice reprit son état normal, rentra chaque jour à sa place, et huit mois après ce traitement rigoureusement suivi, la nature, délivrée de la cause qui l'opprimait, rendait à la malade le calme, la force et le bienfait de la santé.

Agée de quarante-huit ans, madame T*** perdit ses règles à 4o ans, et dès ce moment même, elle ressentit de la souffrance et bientôt un engorgement cancéreux dans la glande mammaire droite. Tous les genres de traitements furent employés : l'iode, la ciguë, une foule d'applications composées; mais la compression lui fit beaucoup de mal. La tumeur augmenta de volume, devint inégale, dure et bosselée; des douleurs sourdes, aiguës ou lancinantes se

7.

firent sentir ; les glandes sous-axillaires s'en-
gorgèrent. L'opération fut proposée ; elle fut
acceptée avec résignation, pratiquée avec
habileté et supportée avec courage. Tout se
passa bien ; la cicatrisation se fit ; l'espérance
revint et madame T*** se crut guérie. Cette
illusion ne devait pas durer. Quatre mois
après l'opération , des bourgeons charnus
reparurent : on cautérisa ; bientôt des ulcérations se formèrent, s'étendirent, devinrent
profondes. La maladie prit une nouvelle et
désespérante gravité.

Madame T*** avait supporté l'opération
avec un courage stoïque ; elle ne put se résigner à une rechute. A la vue des plaies hideuses qui la dévoraient, son courage se perdit, le désespoir s'empara d'elle ; sa raison
s'égarait lorsque l'on vint me consulter.

Fallait-il abandonner la malade, parce que
la science la déclarait irrévocablement per-
due ? Mais la science commet de si fréquentes

erreurs, la nature lui donne de si formels
démentis, il s'opère chez les malades aban-
donnés tant de guérisons inattendues, qu'il
est bien permis d'espérer encore même dans
les cas les plus désespérants. C'est notre ignorance qui fait l'incurabilité des maladies chroniques, et non le défaut de ressources curatives; ce sont nos moyens intempestifs qui
rendent si souvent ces souffrances incurables
et mortelles, et non la nature qui les guérirait,
très-souvent, beaucoup mieux sans nous.
Combien de malades guérissent sans le secours
de l'art! Combien de maladies, aujourd'hui
désespérantes, disparaîtront lorsque, armés du
microscope, nous en aurons surpris la cause,
circulant dans les profondeurs de l'organisme, ainsi que les moyens de l'anéantir!

L'espoir de guérir cette maladie si avancée
était-il raisonnable? Non, au point de vue des
médecins; mais au nôtre il était logique, et
la guérison prouva qu'il était juste. Délivrer

la malade du principe cancéreux qui la dé-
vorait, c'était la sauver : je l'essayai. Je commençai le traitement avec la conviction d'accomplir un devoir sacré, et j'en fus récompensé. La cause céda, la réparation se fit, la
santé revint et après six mois de traitement,
il ne restait plus de cette vaste plaie qu'une
cicatrice solide, semblable à une large et profonde brûlure guérie depuis longtemps. J'ai
eu l'occasion de revoir madame T***, et depuis
six ans que son traitement est terminé, aucun
signe de la maladie n'a reparu.

Jeunes médecins, chez lesquels la pensée
fermente, pensée de grandeur et d'humanité,
enthousiasme pour tout ce qui est beau, pour
tout ce qui est saint, marchez d'un pas résolu
dans cette voie inexplorée des causes des
maladies, cherchez dans les urines et les
liquides animaux les mystères si longtemps
voilés de la maladie : il y a là un immense et

beau travail à faire; car celui qui parviendra
à saisir la cause cachée du mal, à trouver les
moyens de l'anéantir, à soumettre l'art de
guérir à des lois physiques ; celui-là pourra
être à juste titre considéré comme le bienfaisant promoteur d'une véritable révolution
médicale.

MALADIES DU FOIE.

> Le hasard, l'ignorance et la routine président seuls au traitement des maladies.
> (Le docteur FABRE.)

VI

Les saignées, les sangsues, les purgatifs, les cautères, les médicaments à hautes doses, etc., font depuis longtemps la guerre à l'humanité: c'est un délire général que le temps seul pourra calmer.

Bouvard, médecin de Louis XIII, ordonnait à son royal malade 47 saignées, 247 vomitifs et purgatifs et 412 lavements, dans l'espace d'une année. Chirac, médecin du régent, donnait le conseil de saigner souvent et de purger au moins tous les deux jours. Le docteur Bosquillon recommandait la saignée coup sur coup, et succomba lui-même à 14 saignées. Rasori, Laënnec et tous les contre-stimulistes administrent l'émétique, le kermès, la digitale, l'opium et d'autres poisons énergiques, à des doses qui font frémir. Dans ces derniers temps, et dans le fort de la doctrine physiologique, on employa plus de six millions de sangsues par année; on fit couler, dans le même temps et dans les seuls hôpitaux de Paris, plus de deux cent mille livres de sang humain. Broussais lui-même, l'auteur de cette doctrine, en mourut. Le docteur Frappart, sur son lit de mort, disait à ses amis, le cœur navré de douleur, en montrant le buste de l'inventeur du

méloplaste : Voilà un homme que j'ai fait
mourir dix ans avant son temps par les saignées. Et ils se disent ministres de la nature !
dit le docteur Grosério. A voir la rage avec
laquelle ils la poursuivent, ils la pressurent,
ils l'épuisent, on pourrait avec bien plus de
raison les appeler ministres de la mort!

Mais écoutons Hahnemann, sur la pratique
médicale ; lorsque parle une telle bouche,
nous ne pouvons que nous taire.

« Quand nous avons passé, dit-il, les pre-
« mières années de la pratique, années bien
« dures, où l'on se torture l'esprit pour trou-
« ver ce qui convient le mieux au malade, et
« où la conscience conserve encore le droit
« de se faire entendre ; quand nous sommes
« un peu au fait de la routine, alors c'est un
« plaisir d'être médecin ; il ne s'agit plus que
« d'avoir un air suffisant, une voix de ténor
« qui commande le respect ; l'art de bien
« gesticuler avec les trois premiers doigts de

« la main droite, en un mot, quelque chose
« de grave dans toute sa personne, pour pos-
« séder tout le savoir-faire du routinier, cet
« art divin que nul précepte ne peut ensei-
« gner. On conçoit bien, d'ailleurs, que les
« détails de la toilette, de l'ameublement, de
« l'équipage et du domestique doivent être en
« parfaite harmonie avec le reste. Ces minu-
« ties ont beau absorber toutes nos facultés
« pendant les vingt-quatre heures de chaque
« jour, nous n'en sommes que plus heureux
« comme médecins. Entre nous soit dit, notre
« pratique entière repose sur deux ou trois in-
« nocentes mixtures déjà connues dans les phar-
« macies : deux ou trois poudres composées qui
« s'appliquent à tous les cas; une précieuse
« teinture nervine et fortifiante; quelques
« juleps et une couple de pilules, les unes puri-
« fiantes, les autres apéritives ; mais nous nous
« en trouvons fort bien. Mes chevaux cou-
« verts de sueur s'arrêtent à la porte de N. ;

« respectueusement soutenu par les domes-
« tiques, je descends de voiture avec l'empres-
« sement d'un homme qui apporte le salut,
« mais toutefois avec dignité et d'un air grave.
« Déjà on a ouvert les deux battants de la
« porte qui mène à la chambre du malade ;
« les assistants, muets, la tête baissée, la vé-
« nération, la confiance et la prière peintes
« dans les traits, s'empressent de conduire le
« sauveur vers le lit. Comment avez-vous
« passé la nuit, mon cher ? voyons votre lan-
« gue et votre pouls. On cessera la poudre que
« j'ai prescrite hier ; cette potion sera prise
« toutes les demi-heures, alternativement
« avec ces pilules ; après quoi on donnera ce
« julep. Aspirer lentement une prise de tabac,
« prendre sa canne et son chapeau, faire à
« chacun une salutation proportionnée à l'in-
« fluence qu'on lui suppose dans la maison :
« voilà le grand jeu durant au plus deux ou
« trois minutes, que nous faisons payer à titre

« de visite, et que nous répétons autant de
« fois dans la journée que la mine affligée des
« assistants le rend nécessaire; car c'est là
« pour nous le baromètre du danger, que
« nous n'avons jamais ni le temps ni le loisir
« d'examiner lui-même. Et combien faites-
« vous de semblables visites? Croyez-vous
« donc, cervelle étroite, que je pourrais tenir
« ma maison sur un pied décent, si je ne fai-
« sais pas plusieurs douzaines de visites dans
« le cours de chaque matinée? — Mais c'est là
« un travail d'Hercule! — Ha, ha, ha! écrire
« à la hâte sur une bande de papier une des
« huit ou dix formules que je sais sur le bout
« de mon doigt, la première qui me vient à
« l'esprit, sans me casser la tête à réfléchir;
« vous appelez cela un travail d'esprit! Il m'est
« bien plus difficile de trouver maintenant
« une paire de chevaux pour remplacer les
« miens qui sont hors de service! *Hoc opus,*
« *hic labor!* Je suis bien plus en peine de dres-

« ser le menu du repas que je donne dans
« quinze jours, afin qu'il n'y manque rien
« sous le rapport de la rareté des mets et l'élé-
« gance du service, *et hoc opus, et hic labor!* »

Ces pages du grand médecin ne sont point
forcées. Partout la médecine allopathique se
montre aveugle et sans principes. Partout le
médecin sérieux se condamne à l'expectan-
tisme, c'est-à-dire à l'impuissance, abandon-
nant le malade aux seuls efforts de la nature,
plutôt que de s'exposer à nuire. Nos moyens,
dit le docteur Husson, n'ont jamais guéri personne, si ce n'est le médecin, de la manie de
les employer. Mieux vaudrait, dit-il un jour à
ses élèves, dans l'hôpital où il faisait ses leçons,
saigner et purger alternativement tous ces
rangs de malades, que de suivre rigoureusement les prescriptions de notre science !

Les maladies du foie et du cœur, les hydropisies qui en découlent, sont la preuve de ces
assertions. Ces maladies n'avaient pas même

été étudiées sérieusement avant Hahnemann; lui le premier a donné de l'air et du jour à ces régions, où l'obscurité et l'épaisseur de l'atmosphère nous arrêtaient à chaque pas. Mais, il faut le répéter : nous n'arriverons à la guérison de ces maladies, nous ne toucherons à la certitude médicale, cette terre promise du malade et du médecin, que lorsque l'urologie, cet instrument de précision, sera compris et manié plus ou moins habilement par tous les médecins.

Agé de soixante-deux ans, M. P***, curé de Saint..., se mourait d'une maladie du foie, lorsqu'on vint me consulter.

Son visage jaunâtre et livide exprimait les angoisses de l'agonie.

Région hépatique enflée et douloureuse, tumeur considérable à la partie supérieure et antérieure du foie, avec douleurs pongitives, et fluctuation sensible au toucher; extrémités

inférieures enflées, infiltrées, cédant à la pression, en laissant un enfoncement suspect sous
les doigts ; soif ardente, insomnie opiniâtre,
constipation avec alternative de diarrhée brûlante ; toux spasmodique, avec oppression et
imminence de suffocation : tel était l'état du
malade qui se confiait à mes soins.

Son urine, rouge et bilieuse, était saturée
d'albumine et d'une matière purulente, hépatique, reflet d'une lésion profonde du foie.
J'analysai cette urine : un mélange de mercure, de veratrum et de bryone furent les médicaments indiqués ; je prescrivis une goutte
troisième dilution de ce mélange dans 3oo
grammes d'eau distillée, par cuillerées, d'heure
en heure : le résultat fut prodigieux ; la maladie s'arrêta, les souffrances disparurent ; le
foie diminua de volume, la respiration devint
régulière et facile ; l'appétit, les forces se relevèrent, et, après huit mois de ce traitement,
cet ecclésiastique, déclaré perdu par tous les

médecins, put rentrer dans l'exercice de son ministère avec une santé qui ne s'est point démentie depuis.

Et cependant tout avait été employé contre cette maladie pendant six années : saignées, sangsues, purgatifs, cautères, régime, voyage, séjour à Vichy, rien ne put l'arrêter. L'urine seule pouvait conduire à l'indication du remède et au salut du malade ; mais l'urine ne pouvait rien apprendre à des médecins que les préjugés aveugles de la routine éloignent de cette étude.

Agée de quarante-deux ans, brune et d'une bonne constitution, Mme L... avait joui de la santé jusqu'à l'âge de trente-neuf ans ; mais à cette époque et à la suite de chagrins profonds, elle éprouva des chaleurs dans l'estomac, des souffrances sourdes dans la région du foie avec oppressions et une céphalalgie intolérable. Saignées, sangsues, purgations, cautères, tout fut mis en œuvre; rien n'arrêta la maladie. Des crises hépatiques survinrent avec vomissements bilieux et souffrances générales; l'urine devint bilieuse, rouge et brunâtre; la malade l'observait avec inquiétude; elle en parlait à ses médecins, elle les priait de l'étudier. Vous trouverez, leur disait-elle instinctivement, dans mon urine le secret de ma maladie; elle me brûle en s'échappant et elle exhale une odeur repoussante. Mais les préjugés ne sont point tolérants pour la raison : les médecins exploraient, palpaient, percutaient, regardaient la langue, tâtaient le pouls, étudiaient la maladie selon l'usage. Le résultat de leurs observations fut toujours saignées, sangsues, eaux de Vichy, purgations, lavements, cataplasmes, opium, éther et autres potions calmantes. Les souffrances s'aggravèrent, les crises avec vomissements se rapprochèrent, devinrent intolérables; le foie soulevait les côtes, devenait de plus en plus volumineux

8.

avec douleurs sourdes et lancinantes ; on sentait distinctement à sa partie antérieure et supérieure une fluctuation prononcée, signe certain d'un abcès de cet organe. La malade, déclarée incurable, était dans un abattement et un découragement profonds ; son visage était livide, sa peau terreuse et ses jambes infiltrées, lorsqu'on vint me consulter.

Soumise à mon observation, son urine, d'un brun noirâtre, contenait beaucoup d'albumine ainsi qu'une matière purulente, abondante, émanée du foie, indice certain d'un abcès de cet organe.

Mon pronostic devait être grave, et quelles espérances pouvais-je donner ? Je n'avais pas seulement affaire à une maladie naturelle : j'étais en présence d'un organisme épuisé et profondément détérioré par des traitements intempestifs. Je me promis cependant d'essayer ; je voulais lutter encore contre une maladie déclarée incurable et mortelle. J'étudiai

l'urine de la malade ; le mercure, le veratrum
et la camomille furent les médicaments indiqués. Une goutte de ce mélange à la sixième
dilution dans 3oo grammes d'eau distillée fut
administrée par cuillerées : les crises et les
vomissements cessèrent, le foie diminua de
volume, l'abcès disparut, la respiration devint
libre, l'appétit bon, et, après quinze mois de
ce traitement rigoureusement suivi, Mme L...,
au grand étonnement de tous, avait recouvré
la santé.

Heureusement, la médecine commence à
émerger de ce chaos d'hypothèses et d'erreurs.
La grande et simple idée d'étudier les liquides
animaux pour remonter à la source des maladies, s'empare de l'esprit de beaucoup de
médecins. Avides d'études sévères, les praticiens les plus rigides s'occupent des urines.
Le monde médical s'agite à l'apparition de
cette doctrine ; l'étonnement et l'incertitude

gagnent les plus incrédules; le sol de la discussion tremble; les partisans de la médecine facile se taisent; les faits les accablent, et la joie et la reconnaissance du malade s'élèvent de toutes parts.

MALADIES DES VOIES DIGESTIVES.

L'ignorance est un crime lorsqu'il s'agit
de la vie et de la santé des hommes.

(BUCHAN.)

VII

Peut-on cueillir des raisins sur des épines,
demande Jésus-Christ, et des figues sur des
ronces? Non, et comme c'est à leurs fruits
qu'on doit juger les doctrines, la médecine
du jour est condamnée par ceux qu'elle a
portés; car ses fruits sont la souffrance, la

maladie et la mort. Un long gémissement s'élève des pays où elle règne depuis longtemps. En Europe, la verdeur humaine s'est flétrie sous son influence, comme les plantes, sous un climat privé de pluie. Les grandes villes, qui possèdent de grandes écoles de médecine, sont devenues l'agonie du monde. A Paris, à Londres, les hommes de la deuxième ou troisième génération s'y réduisent aux proportions et aux manières de la femme. Les femmes n'y offrent plus qu'une expression muette de tristesse et de souffrance; leurs poitrines rentrées se rétrécissent, et les autres saillies du corps disparaissent. Les enfants sont étiolés et rachitiques; et quand ils dépassent l'âge adulte, c'est pour glisser dans la population, un élément plus sérieux de débilité et de mort. Sans les campagnes que la médecine commence malheureusement à épuiser; sans les campagnes qui fournissent encore, à ces grands centres de mortalité des hommes comme des aliments, la vie déjà si courte et si décolorée cesserait bientôt d'y circuler.

Qu'on dise que le christianisme, en proscrivant le nu, a fait évanouir la beauté de la forme! Qu'on ajoute que l'air vicié des grandes villes; les passions, les excès, la misère, sont des causes permanentes de souffrances et de mortalité! Nous le savons; mais nous savons aussi que la société est assaillie d'une foule de maladies terribles qui lui viennent bien plus de la médecine en honneur que des vices d'une civilisation avancée! Saignées, sangsues, cautères, indications fausses, médicaments énergiques, poisons de toutes sortes, diète exténuante, qui pourrait vous résister? Et néanmoins c'est vers cette science que se dirigent les espérances de je ne sais combien de milliers d'êtres souffrants!

« Qu'on se figure, dit Broussais, dans toutes « les parties du monde civilisé, des légions

« de médecins versant à flots des purgatifs,
« des vomitifs, des remèdes échauffants, du
« vin, de l'alcool, des liqueurs imprégnées de
« bitume et de phosphore sur la surface des
« estomacs phlogosés ; que l'on contemple
« les suites de cette torture médicale; les
« agitations, les tremblements, les convul-
« sions, les délires frénétiques, les cris de la
« douleur, les physionomies grimaçantes,
« hideuses, le souffle brûlant de tous ces
« infortunés qui sollicitent un verre d'eau
« pour étancher la soif qui les dévore, sans
« pouvoir obtenir autre chose qu'une nou-
« velle dose du poison qui les réduit à ce
« cruel état; que l'on voie ces innombrables
« victimes passer de cette violente excitation
« à un abattement total, inonder leur couche
« de leurs ordures, exhaler une odeur em-
« pestée, et terminer ainsi leurs souffrances
« et leur vie ; que l'on réfléchisse bien sur
« l'impossibilité où sont tous ces malheureux

« incendiés d'éviter un pareil sort, à moins
« que la nature ne provoque une crise vio-
« lente; que l'on pense au danger de ces
« mêmes crises qui, lorsqu'elles ne sont pas
« elles-mêmes une cause de mort, peuvent
« laisser à leur suite des cécités, des surdités,
« des paralysies, un état d'imbécillité, de
« mutilation des membres, une santé telle-
« ment affaiblie, qu'il faut des mois, des
« années, et toute la vigueur du jeune âge
« pour revenir à l'état habituel de santé; que
« l'on promène ses regards sur la société,
« pour y voir ces physionomies moroses, ces
« figures pâles ou plombées, qui passent leur
« vie entière à écouter leur estomac digérer,
« et chez qui les médecins rendent encore la
« digestion plus lente et plus douloureuse,
« par des mets-succulents, des vins généreux,
« des teintures, des élixirs, des pastilles, des
« conserves, jusqu'à ce que leurs victimes
« succombent à la diarrhée, à l'hydropisie

« ou au marasme; que l'on remarque à côté,

« ces obstrués qui remplissent journellement

« leurs vases du produit de leurs pilules et de

« leurs eaux fondantes, jusqu'à ce qu'ils

« aient partagé le sort des précédents ;

« que l'on observe ces tendres créatures à

« peine sorties du berceau, dont la langue

« se dessèche et rougit, dont le regard ex-

« prime la langueur et dont l'abdomen s'élève

« et devient brûlant, dont le cœur précipite

« ses pulsations sous l'influence des élixirs

« amers, des vins antiscorbutiques, des sirops

« sudorifiques, mercuriels, dépuratifs qui

« doivent les conduire à la consomption et à

« la mort; que l'on examine attentivement

« ces jeunes gens, au coloris brillant, pleins

« d'activité et de vie, qui commencent à

« tousser, et chez lesquels on décuple l'irri-

« tation par les vésicatoires, le lichen, le

« quinquina jusqu'à ce que l'opiniâtreté des

« accidents, les fasse déclarer affectés de

« tubercules innés et associer aux nom-
« breuses victimes de la phthisie pulmonaire;
« et que l'on prononce ensuite si la médecine
« a été jusqu'ici plus nuisible qu'utile à l'hu-
« manité. Je conviens bien qu'elle a rendu à
« l'être souffrant le service de lui offrir des
« consolations, en le berçant toujours d'un
« chimérique espoir; mais il faut convenir
« qu'une pareille utilité est loin de la relever
« au milieu des autres sciences naturelles,
« puisqu'elle semble la placer sur la ligne de
« l'astrologie, de la superstition et de tous
« les genres de charlatanisme. En somme, la
« médecine ne possède encore que des aper-
« çus et des données générales pour devenir
« une science. »

Ces plaintes de l'auteur de la doctrine physiologique ne disent-elles pas assez que l'art de guérir n'existe pas? Mais c'est particulièrement dans les maladies des voies digestives que l'absurdité et le danger des doctrines en honneur apparaissent dans tout leur jour. Les sangsues, les vésicatoires, les purgations comme les antispasmodiques et les anodins de toutes sortes, loin de modérer ces maladies, les irritent et les rendent incurables et mortelles.

L'urine seule peut éclairer d'un jour lumineux la cause ainsi que le traitement des maladies chroniques; elle seule peut substituer l'action mathématique d'une science curative aux spéculations du médecin. Avec les urines on sait où l'on va, où il faut s'arrêter, et quelle sera l'issue des prescriptions; sans les urines, on balbutie, on tâtonne, on s'égare dans la nuit des systèmes.

Citons quelques faits : les doctrines, comme les médecins, sont assez justifiés quand ils ont pour arguments des guérisons.

Agé de 54 ans, d'une constitution grêle et nerveuse, M. D... souffrait depuis douze années d'une gastralgie, qu'il attribuait à une vie laborieuse et à des chagrins concentrés.

Douleurs sourdes dans le dos et l'estomac; rapports fréquents et nauséabonds avec constipation opiniâtre ; souffrances très-pénibles après l'ingestion de la plus petite quantité d'aliments; soulagement seulement après avoir vomi; peau jaune et flétrie, teint des affections cancéreuses, affaiblissement extrême, tristesse profonde, crainte de la mort : tel était l'état du malade dont les médecins désespéraient depuis longtemps lorsqu'on vint me consulter.

Son urine était anémique; elle contenait en suspension de petits flocons purulents ainsi qu'une multitude de lamelles grisâtres d'épithélium ou débris des muqueuses intestinales ; elle contenait aussi un peu d'albumine.

M. D... était d'une irritabilité extrême, et comme tous ceux qui souffrent depuis longtemps des voies digestives, il ne pouvait supporter aucune espèce de médicament. Les doses homœopathiques les plus atténuées pouvaient seules lui convenir, et c'est aussi dans ces longues souffrances qu'elles déploient le mieux toute leur activité. Le lycopode et la pulsatille ressortaient de l'étude des urines; et pour ne point éprouver le malade, je prescrivis ces médicaments à la 100e dilution. M. D... fut soulagé, j'eus plus de temps, plus d'espoir; les vomissements cessèrent, les forces se relevèrent; le malade prit des aliments, et après neuf mois de ce traitement régulier, M. D... retrouva la force et la santé.

On le voit : la médecine par les urines n'est pas une rupture avec le passé, ni une scission avec les doctrines médicales; elle n'est pas un sentier fantastique à travers le vide, ni le pont de Milton jeté sur l'abîme; elle n'est que la reprise ou la continuation de la vérité médicale souvent entrevue et souvent délaissée.

Avant Hahnemann, il n'y avait point d'art de préparer les médicaments; il n'y avait qu'une parodie monstrueuse et barbare de la pharmacie. Lui, le premier, a montré la manière de préparer les substances médicinales, et nous nous servons de ses préparations, comme de tous les moyens médicinaux consacrés par l'expérience. Et quoi de plus logique, en effet, que l'atomacité, l'infinitésimalité des doses médicinales appliquées aux maladies? Si les causes de nos souffrances sont des infiniment petits, visibles seulement sous le microscope, ou révélés par les réactifs, pourquoi voudrait-on, à l'exemple de l'allopathie, leur opposer des masses disproportionnées de médicaments toujours nuisibles? Pourquoi ne détruirait-on pas ce que le médicament a de trop matériel, pour le rendre plus analogue aux causes des maladies qu'il doit saisir, enchaîner et détruire? En agir autrement, n'est-ce pas ressembler à l'ours de la fable,

cet imprudent ami qui, pour détruire l'insecte,

> Cassa la tête à l'homme en écrasant la mouche?

Après des chagrins prolongés, l'habitude des saignées et des purgatifs, Mme L... tomba dans une tristesse profonde, avec ardeur dans l'épigastre, efforts pour vomir, céphalalgie, langueur et dégoût de la vie.

Les médicaments les plus variés, les calmants le plus en vogue, les distractions, les voyages, tout fut employé; rien n'arrêta les souffrances.

Les vomissements se rapprochèrent, devinrent fréquents avec anxiété et défaillance; un sentiment de brûlure et de resserrement douloureux dans l'épigastre, le dos et la poitrine, ne lui laissait point de repos. La malade dépérissait, devenait sombre, concentrée, solitaire; tout l'irritait; les médicaments la brûlaient, les aliments ne digéraient plus, et les jambes s'infiltraient lorsqu'on vint me consulter.

Saturée d'albumine, de matières purulentes et d'épithélium, l'urine reflétait distinctement l'état des organes. L'analyse indiquait le charbon végétal et la fève Saint-Ignace : ces médicaments furent administrés à la centième dilution. Les souffrances cessèrent, le sommeil revint, les digestions devinrent de plus en plus faciles, et, après cinq mois de ce traitement, Mme L... recouvra une santé inespérée.

Nous ne chercherons pas à prouver par le raisonnement l'action des doses infinitésimales : la vérité ne se démontre que par l'évidence ; on la voit, on la sent, on la connaît, on ne la définit pas. Qu'il nous suffise de dire que la matière ne déploie toute l'énergie de ses puissances actives qu'à l'état atomique, invisible, impondérable ; ainsi, les gaz, les vapeurs, le calorique, l'électricité, ces grandes

9.

forces de l'univers, sont immatérielles ; ainsi, les médicaments n'agissent qu'à mesure qu'ils se dissolvent ou qu'ils se divisent en plus petites parties. Plus le médicament est divisé, plus ses molécules sont agitées et nombreuses ; plus aussi elles ont de mobilité, d'activité et de puissance ; plus elles pénètrent les réseaux capillaires, et plus facilement elles saisissent et détruisent la cause cachée du mal.

Les molécules des médicaments, dit Tom Morgan, qui peuvent passer à travers les vaisseaux sécréteurs des viscères, doivent être 512,000,000 de fois moindres que les plus petites que nos sens peuvent distinguer sans microscope. On sait qu'un atome du principe de la petite vérole, ou de la partie délétère d'un animal venimeux, suffit pour produire dans toute notre économie les accidents les plus variés. On sait aussi qu'un atome de gaz ammoniacal, introduit sous la peau immédiatement après une vaccination, est suffisant pour dénaturer ses effets et empêcher le développement du vaccin ; on sait enfin que ce n'est ni le volume ni le poids qui font la force active du médicament, mais bien le principe médicinal qu'il contient à l'état latent. Dégager ce principe par le frottement et la préparation, c'est donner au médicament toute sa puissance. Ainsi, un atome de soufre ou d'ambre fortement trituré a infiniment plus de puissance qu'un morceau considérable de ces mêmes substances à l'état brut. Ainsi de toutes les substances médicinales : les administrer selon l'allopathie, c'est-à-dire à des doses matérielles, c'est agir contre la nature et la santé ; les employer selon l'homœopathie, c'est pratiquer selon les lois de la vie et de l'humanité.

Mlle D..., âgée de trente-cinq ans, mal réglée, était considérablement amaigrie par une maladie ancienne et profonde des voies digestives lorsque l'on vint me consulter.

Son urine, tantôt limpide ou incolore, tantôt jaune-paille ou plus foncée, précipitait fréquemment un sédiment briqueté, parsemé de lamelles d'épithélium et d'une multitude de petits points noirâtres, signes certains des plus graves désordres organiques.

Mlle D... était tourmentée par des ardeurs brûlantes dans les entrailles, qui lui faisaient rechercher avec avidité la glace et les boissons fraîches. Tantôt elle éprouvait un appétit très-vif, avec impossibilité de digérer ; d'autres fois c'était un dégoût invincible pour les aliments, avec besoin de vomir. La constipation était opiniâtre, et la malade était agitée par des insomnies, des inquiétudes et des terreurs profondes.

Le lycopode et la fève Saint-Ignace furent les médicaments indiqués par l'urine ; je les prescrivis à la centième dilution, et l'amélioration fut rapide. Le calme, l'appétit, la digestion, la chair, les forces revinrent, et après huit mois de ce traitement, Mlle D... avait retrouvé la santé, le calme et la gaieté.

Les faits seuls prouvent donc, directement et positivement, l'action bienfaisante des médicaments homœopathiques. Avec les doses infinitésimales, c'est plus que la matière que l'on emploie : c'est la vie que l'on fait agir sur la vie, c'est la cause morbide que l'on détruit, doucement et sans fatigue pour le malade; c'est la nature que l'on seconde au lieu de l'opprimer. Nier cette force sans l'éprouver, c'est nier l'évidence, c'est nier la lumière, c'est se condamner à l'impuissance et au mal.

MALADIES DES VOIES URINAIRES.

VIII

La médecine n'est qu'un ambitieux vocabu-
laire de termes propres à masquer sa nullité.
« Ce n'est point une science, dit le célèbre
« Bichat, c'est un assemblage informe d'idées
« incohérentes, d'observations souvent pué-

« riles, de moyens illusoires, de formules
« aussi bizarrement conçues que fastidieuse-
« ment assemblées. On dit que la pratique de
« la médecine est rebutante; je dis plus, elle
« n'est pas sous certains rapports celle d'un
« homme raisonnable. »

« Si l'on pèse, dit Boerhaave, le bien que
« quelques fils d'Esculape ont procuré aux
« hommes, et le mal que l'immense quantité
« des docteurs de cette profession a fait au
« genre humain, depuis l'origine de l'art
« jusqu'à nos jours, on pensera sans doute
« qu'il serait plus avantageux qu'il n'y eût
« jamais eu de médecins dans le monde. »

Le docteur Franck regardait les médecins
comme des gens dangereux, et invitait les
gouvernements à les rendre responsables des
milliers de meurtres qu'ils commettent, ou
mieux encore de leur interdire l'exercice de
leur profession.

Le docteur Keisser recommandait aux

malades de se garder des médecins comme du plus dangereux des poisons.

« En médecine, disait Sydenham, le doute « et l'erreur partout; avec elle le désespoir et « la mort. »

Stahl, blanchi dans la science, démontre que sept malades sur dix succombent à des médicaments administrés en temps inopportun ou à trop grandes doses. C'est encore Lieutaud, Portal, Gianini et plusieurs modernes, montrant, le scalpel à la main, les lésions mortelles de l'estomac et de l'intestin, produites par l'emploi des remèdes.

« Médecine, pauvre science! Médecins, « pauvres savants! Malades, pauvres victi- « mes! » s'écriait le docteur Frappart.

Les maladies des voies urinaires sont la preuve la plus saisissante de l'impuissance et des dangers de la médecine du jour; un long cri de douleur proteste contre ses applications : souffrance! souffrance! toujours souffrance! voilà le résultat des pratiques chirurgicales en honneur. Ducamp, Despinay, Lallemand et tous ceux qui s'occupèrent des maladies des voies urinaires, ne cessèrent d'éveiller l'attention des médecins sur la nécessité de l'étude des urines. Pas une irritation, ont-ils dit, des voies urinaires, pas un point altéré de ces organes, pas un changement chez le malade, qui ne soient révélés par l'urine; les maladies des voies urinaires ne peuvent être étudiées que par les urines. Leur voix fut-elle entendue? Non, l'urine fut négligée, et la sonde, les dilatateurs, la cautérisation, etc., continuèrent à torturer les pauvres malades sans en guérir aucun.

Eclairé sans retour sur le danger des moyens en usage, j'ai appliqué l'étude des urines aux maladies des voies urinaires, et l'expérience est venue confirmer ce que le génie des médecins de tous les temps avait soupçonné : l'urine contient tous les éléments de la maladie, et la connaissance de ces éléments peut seule conduire à la connaissance de la maladie et du traitement.

Agé de cinquante-quatre ans, le docteur M*** était atteint, depuis douze années, d'une maladie des voies urinaires contre laquelle les bougies, les sondes, les dilatateurs, les caustiques, les injections de toutes sortes, furent malheureusement trop longtemps employés.

Le malade ne connaissait plus de repos lorsqu'on vint me consulter. Efforts incessants, mais inutiles pour uriner, écoulement goutte à goutte du liquide urinaire mêlé de sang, avec un sentiment intolérable d'excoriation et de brûlure; région hypogastrique soulevée, dure et très-douloureuse; souffrance au périnée avec sentiment d'une énorme tumeur; fièvre hectique, impossibilité d'introduire la bougie la plus mince : tel était l'état du malade lorsqu'il se confia à mes soins.

Médecin lui-même, M. M*** possédait le triste privilége de connaître le danger de sa position. Son urine contenait de l'albumine, du sang corrompu, des lambeaux membraneux et une matière purulente abondante, émanée du col de la vessie. Je parvins à ramener cette urine à son état normal. Les médicaments furent administrés, et bientôt les symptômes diminuèrent; l'émission devint facile, le mieux fit des progrès, et, après six mois de traitement, le malade retrouva une santé qui lui permit de reprendre l'exercice pénible de sa profession.

Au mois de janvier 1842, le docteur P*** vint me trouver pour un de ses malades, qui se mourait d'une maladie des voies urinaires, avec hémorragie de ces organes. Vous avez, me dit-il, sauvé de cette maladie et dans la même position un malade que je crus perdu; pourrez-vous faire quelque chose pour celui-ci? Point d'urine, impossible d'en avoir; la sonde a fait fausse route...., le malade se meurt...., nous sommes désolés.

Je conseillai le mélange médicinal qui m'avait réussi tant de fois dans les cas les plus graves; je recommandai en outre des lotions sur les parties génitales, ainsi qu'une injection avec une teinture de ces médicaments. Le résultat fut merveilleux : l'urine reparut, elle s'écoula de plus en plus facilement; le soulagement fut immense. On m'apporta de l'urine du patient : je fus éclairé. Le traitement fut continué, et au bout d'une année de soins et de soumission, M. L*** fut totalement délivré d'une maladie qui fut son supplice et le désespoir de ses médecins.

Cette maladie cependant durait depuis dix-huit ans, avait résisté à tous les moyens de traitement et s'aggravait chaque jour.

C'est en voulant vaincre une de ces rétentions opiniâtres, auxquelles le malade était sujet, que le docteur P***, quoique chirurgien très-habile, eut la douleur de faire fausse route. Aujourd'hui ce médecin s'occupe sérieusement des urines dans les maladies des voies urinaires, dont il fait sa spécialité; l'urine est son espoir, dans les cas les plus graves; elle est le rayon de soleil qui éclaire sa marche dans les obscurs sentiers de notre art; elle sera toujours l'ancre de salut du malade, et la source de nos succès.

Au mois de juillet 1850, on vint me consulter pour M. S***, atteint d'une maladie des voies urinaires, déclarée incurable et mortelle.

Efforts incessants et souvent inutiles pour uriner; émission goutte à goutte du liquide urinaire, avec cuissons insupportables; d'autres fois, écoulement involontaire de l'urine avec diarrhée brûlante; fièvre lente, insomnie par le besoin fréquent d'uriner; faiblesse avec amaigrissement extrême : tel était l'état du malade qui se confiait à mes soins.

Son urine, tantôt couleur de chocolat, d'autres fois grisâtre et mêlée de caillots de sang, contenait une matière purulente dont la nature accusait les plus grands désordres. Je ne désespérai cependant point du malade. Je commençai le traitement; la cause céda et bientôt je pus promettre une guérison à laquelle personne ne croyait. Les symptômes diminuèrent, les forces se relevèrent, les souffrances cessèrent, les urines s'écoulèrent de plus en plus facilement. Je délivrai le malade de ses cautères, et au bout de onze mois de traitement je lui rendis une santé qui ne s'est point démentie depuis.

Ces faits seront-ils un avertissement suffisant? Renoncera-t-on, dans ces maladies, à tous ces moyens de torture enfantés par la barbarie ? Demandera-t-on à l'étude des urines les moyens doux et salutaires que nous ne cessons d'en obtenir? Nous n'osons l'espérer. Quelques hommes nous entendront sans doute, mais le reste sera sourd à nos prières ; le préjugé en faveur des moyens chirurgicaux est trop enraciné, trop conforme au témoignage des sens, pour céder facile-ment la place à la vérité nouvellement dé-couverte. Toutefois, il faudra bien que les praticiens se soümettent, tôt ou tard, à l'étude des urines : la science l'exige et l'humanité leur en fait une loi.

DES FAITS.

Calmer des douleurs, étancher du sang et des larmes; naître, faire le bien et mourir obscur, n'est-ce pas là le sort du plus grand nombre d'entre nous?

(RÉVEILLÉ-PARISSE.)

IX

La vérité, ce n'est pas par là qu'on commence, mais c'est par là qu'on finit. Que de rudes expériences, que de sévères leçons avant de recevoir un rayon de cette céleste vérité !

10.

Qu'y avait-il de plus simple que d'administrer un peu de vin chaud à un homme échauffé par la fatigue, ou un peu d'aconit dans une inflammation? Car l'homœopathie n'est que cela, c'est-à-dire l'analogue à une maladie; et cependant il a fallu attendre jusqu'à Hahnemann pour le savoir! Combien de temps aussi ne faudra-t-il pas pour démontrer la nécessité de l'étude des urines dans les maladies? Et pourtant l'urine est la lumière la moins douteuse, c'est sur elle que le médecin, dans les cas graves, porte ses regards éperdus!

> Auras-tu donc toujours des yeux pour ne pas voir, Jérusalem?

Au mois de décembre 1843, on vint me consulter pour madame N***, atteinte d'une hydropisie ascite très-avancée.

Ventre très-volumineux, avec infiltration des lombes et des membres inférieurs; impossibilité de se retourner elle-même dans son lit; toux pénible, respiration gênée, avec angoisse extrême; difficulté d'uriner avec soif inextinguible; vomissements fréquents d'aliments ou d'une eau amère insupportable.

La paracentèse, que la malade redoutait dans les premiers temps de sa maladie, lui devenait un besoin; elle suppliait ses médecins de la lui pratiquer; mais l'état avancé de la maladie permettait à peine cette opération lorsqu'on vint me consulter.

Je fis la ponction, afin de débarrasser la malade de cette énorme quantité de sérosité qui l'opprimait; l'opération réussit et je commençai le traitement. J'en fus récompensé : l'urine devint plus abondante et moins albumineuse, la digestion se fit, les tissus revinrent sur eux-mêmes, les forces se relevèrent, l'albumine disparut, et après huit mois de ce traitement, madame N*** fut rendue à la santé, à sa famille et à ses amies. Cette maladie durait depuis trois années; cinq ponctions avaient été pratiquées à peu d'intervalle, et tous les moyens de traitements avaient été employés sans succès.

M. M***, étudiant en médecine, vingt-trois ans, était atteint depuis son enfance d'une ophthalmie chronique qui lui rendait souvent le travail impossible, lorsqu'en 1840, à l'approche des examens et après des travaux soutenus, une inflammation nouvelle survint et fit faire à la maladie de rapides progrès. Saignées, sangsues, vésicatoires, sétons, collyres de toutes sortes, purgations, tout fut employé sans succès; la maladie marchait et, après cinq mois de ce traitement, le malade perdit la vue et la santé. C'est alors que l'on vint me consulter. Pesanteur avec douleurs insupportables de la tête, surtout à la région frontale; paupières gonflées, rouges et ulcérées d'où s'écoulait une humeur jaunâtre

et corrosive; taies larges, épaisses avec ulcération à la partie antérieure des yeux; l'œil
droit particulièrement semblait menacé d'une
fonte totale; fièvre lente, insomnie, muscles de
la face contractés par la douleur : tout donnait
au malade une expression profonde de souffrances et de découragement.

Éclairé par ses urines, je commençai le
traitement. La cause fléchit, les souffrances
cessèrent, la vue reparut, et après dix-huit
mois de soumission, M. M*** retrouva la vue
et la santé, et chose remarquable, l'expression
du visage, car les yeux aujourd'hui du jeune
médecin ne paraissent point avoir été malades.

Semblables à ces eaux thermales qui, par
les éléments qu'elles contiennent, indiquent
les couches terriennes qu'elles ont traversées,
les urines, par les principes qu'elles tiennent
en dissolution, reflètent nettement l'état des

organes qu'elles ont parcourus ; ainsi elles révèlent les signes heureux ou fâcheux de la maladie, comme elles dénoncent jusqu'à l'invisible atome de nos souffrances ; elles montrent tout ce qu'il est possible de savoir sur la maladie et sur le traitement ; elles sont la lumière du praticien, elles sont le phare resplendissant vers lequel les regards du malade se tournent avec espoir et confiance. Et l'on négligerait cette étude ! Mais l'urine, c'est la boussole sacrée destinée à orienter le médecin, et ceux qui, les premiers, l'étudieront avec soin, s'établiront des renommées colossales.

Agé de trente-deux ans, M. de N***, après des chagrins concentrés, fut pris d'une céphalalgie violente, qui occupa d'abord la partie sus-orbitaire du cerveau. Saignées, sangsues, purgatifs, potions calmantes, tout fut employé sans succès. La céphalalgie s'étendit, s'accrut et devint intolérable. Un séton fut pratiqué derrière le cou. L'opium, la belladone, la jusquiame, furent tour à tour conseillés; rien n'arrêta la marche de la maladie.

Céphalalgie profonde, avec insomnie, alternative d'agitation, d'exaltation, d'incohérence dans les idées avec faiblesse et torpeur profonde; vertiges, titubation, vue affaiblie avec douleurs sourdes dans les orbites; bourdonnements d'oreilles, gémissements, digestions difficiles, face cadavéreuse, amaigrissement extrême : tel était l'état du malade lorsque l'on vint me consulter.

Avec la cause de la maladie, l'urine indiquait les altérations organiques les plus profondes. Le traitement fut long, la guérison difficile, mais enfin elle arriva, et aujourd'hui M. de N*** jouit d'une santé parfaite.

Madame Roland, marchant au supplice, s'écriait : O liberté, que de crimes on commet en ton nom! Et moi, médecin, qui fus réduit à marcher dans cette voie des systèmes, où je m'engageai un jour, je ne pus m'empêcher de m'écrier : O médecine, science de l'humanité, que de souffrances on répand en ton nom! Avec quel sentiment de tristesse ne vis-je pas la noble profession du médecin condamnée à l'impuissance ou au mal! C'est avec un serrement de cœur profond que je voyais chaque jour et partout les ravages causés par les saignées, les sangsues, les purgations et tous les moyens agissants en honneur. Eh quoi! me disais-je, voilà donc le résultat des recherches des plus grands médecins depuis deux mille ans? Voilà donc la science pour laquelle nous sacrifions nos veilles et notre vie? Et l'on s'étonne des myriades de souffrances qui nous accablent chaque jour de plus en plus; avec des moyens aussi nuisibles, il faudrait plutôt s'étonner de n'en pas éprouver davantage. Mais, je le répète, les partisans des doctrines du passé sont plus

à plaindre qu'à blâmer; plaignons-les d'ignorer les saintes joies de bienfaits qu'ils retire-
raient des recherches patientes sur les liquides
animaux; mais tout en les plaignant qu'il
nous soit permis de les avertir des aberra-
tions où ils tombent en voulant soutenir des
doctrines défaillantes, au lieu des enseigne-
ments de la nature. Assez et trop de livres sur
cette médecine ont inondé le monde; trop de
médecins ont voué leur talent à tant d'erreurs; trop ont écrit pour écrire, ont passé de
longues nuits à rêver contre nos maux des
moyens illusoires. Sortons de cette route
battue où tant d'autres se sont égarés; cherchons à l'aide du microscope, dans les liquides
animaux, et les causes des maladies et les
moyens de les anéantir; signalons les résultats de nos recherches, dévoilons au monde
entier la vérité avec son brillant avenir.

Agé de cinquante-huit ans, d'une forte

constitution, M. C***, après des travaux opiniâtres, fut frappé d'une attaque d'apoplexie avec paralysie du côté droit.

Saignées larges et abondantes, sangsues, frictions irritantes, purgations, tout fut employé ; le malade perdit le reste de ses forces, se paralysa davantage et vit bientôt ses membres inférieurs sans mouvement.

Effrayé de sa position, M. C*** me fit consulter. Le traitement fut long ; il fallait triompher d'une maladie rendue incurable par les moyens de traitements en honneur ; nous eûmes le bonheur de réussir ; aujourd'hui, M. C*** marche facilement et jouit d'une santé qui ne s'est plus démentie.

Les préjugés des hommes, c'est la forêt sombre où pénétra Renaud ; dès qu'on cherche à les renverser, mille fantômes surgissent pour les défendre. Les saignées, les sangsues et tous les moyens en honneur, c'est l'arche sainte; dès qu'on veut y toucher, mille voix s'élèvent pour la soutenir. Les raisonnements les plus sévères, les faits les plus concluants, ne pourront pas plus convaincre leurs partisans que le vent ne put déterminer le voyageur de la fable à quitter son manteau.

Agé de cinquante-deux ans, M. B*** souffrait depuis douze années d'une goutte chronique des plus graves. Les accès se rapprochaient, devenaient intolérables, lorsqu'on vint me consulter, *janvier* 1835.

Gonflement des mains, des poignets, des pieds ou des genoux; tenaillements atroces dans les chairs, torsions, déchirements ou morsures dans la partie la plus profonde de l'articulation malade; gonflement inflammatoire, rouge et livide de la peau. A ces symptômes se joignaient de l'oppression et des battements de cœur; le malade ne pouvait ni se coucher ni dormir; les accès duraient vingt à trente jours, et ne mettaient presque plus entre eux d'intervalles. Les médecins craignaient avec raison une goutte remontée.

L'urine du malade contenait du pus et de l'acide urique cristallisé, mais ne contenait plus de phosphate acide de chaux; ce principe, destiné à être éliminé par les urines, se concentrait dans les profondeurs de l'organisme.

Cette analyse me conduisit promptement à l'indication du remède. Le phosphate acide de chaux reparut dans les urines; les souffrances s'apaisèrent, le malade put respirer et dormir; sa santé se rétablit, et après quelques mois de traitement, M. B*** vit ses forces se relever, ses membres noueux et difformes reprendre leur état normal.

Se trouvant très-bien, le malade se crut guéri et abandonna son traitement; mais six mois après, et à la suite d'un refroidissement, M. B*** fut repris d'un nouvel accès. On

revint me consulter : nouvelle dose du médicament, nouveau triomphe du traitement sur
la maladie. Le malade fut plus soumis, le
principe goutteux disparut et sa santé se
rétablit entièrement.

Les maladies sont presque toujours le produit d'éléments morbides qui se retirent dans
les profondeurs de l'organisme. Neutraliser
ces éléments, ou les faire reparaître dans les
urines, c'est délivrer l'organisme d'un ennemi
redoutable; c'est sauver le malade. J'ai très-
souvent fait disparaître de longues et graves
maladies, en rétablissant l'europèse.

Le savant docteur Muller, de Mayence,
après de longues observations, sur les maladies de la peau, s'assura que la cause fonda-
mentale, essentielle des exanthèmes, était un
vice, un dérangement quelconque de la sécrétion ou de l'excrétion urinaire; que des
principes, destinés à être éliminés par les

urines, étaient retenus ou reportés dans la masse des humeurs, y déterminaient un mouvement de fermentation, engendraient la maladie ; il a souvent aussi fait avorter des maladies de la peau et autres affections en rétablissant et en régularisant la sécrétion des urines.

Si le docteur Muller eût persévéré dans cette voie, s'il eût fait pour les autres maladies ce qu'il fit pour celles de la peau, il aurait probablement ramené la médecine à la précision et à l'exactitude des sciences exactes; il aurait peut-être dévoilé à lui seul les causes des maladies chroniques et les moyens de guérison. Mais soit défaut de temps, soit défaut de cette patience qui prépare et assure la victoire, le docteur Muller faiblit dans l'attaque directe des causes des maladies chroniques ; il tourna autour de l'antre de ce sphynx mystérieux sans oser y pénétrer.

Mademoiselle de L***, vingt-cinq ans, était atteinte, depuis l'âge de seize ans, de crises épileptiques qui se rapprochaient de plus en plus, lorsqu'on vint me consulter, *juin* 1844.

Les saignées , les sangsues et tous les moyens en honneur avaient profondément altéré la santé de la malade; sa démarche était vacillante et son visage prenait l'expression de la stupidité.

J'assistai à l'une de ses crises. Quel spec-tacle! En est-il de plus affligeant? Le cou se gonflait et la tête se renversait en arrière, en se balançant violemment ; le corps et les membres, d'une roideur tétanique, s'agitaient dans d'horribles convulsions; la face se con-tractait, devenait violette et livide dans sa moitié latérale gauche, et une écume teinte de sang s'échappait de sa bouche tordue et gri-maçante; les yeux égarés roulaient dans leurs orbites, et les mâchoires rapprochées se mouvaient horizontalement, de manière à déchirer la langue et à briser les dents; la respiration, courte et difficile, se faisait avec un bruit aigu, rauque et sinistre; les urines et les matières fécales s'échappaient dans cette scène de convulsions. La crise durait un quart d'heure et plus; il s'établissait une transpiration abondante et tout s'apaisait; la malade serrait les dents et tombait dans un sommeil profond.

Que pouvais-je espérer même des moyens les plus efficaces, en présence d'une maladie aussi avancée, l'une des plus terribles dont l'humanité pût être affligée? Mais quel fut mon étonnement quand je vis la cause diminuer, les crises s'éloigner et l'état de la malade s'améliorer! Avec quel bonheur je continuai des recherches qui devaient me conduire à la guérison de cette maladie jusqu'alors invincible! Ce fut avec enthousiasme que je vis l'accomplissement de mon œuvre,

la cause disparaître, les crises cesser, la santé
et la raison revenir entièrement! Et depuis
neuf ans que le traitement est terminé, mademoiselle de L*** jouit d'une santé qui ne s'est
point démentie.

On est pris d'un sentiment profond de
tristesse en songeant à tous ces moyens de
traitements qui accélèrent la maladie et qui,
comme un ulcère cruel, rongent depuis si
longtemps les sociétés.

Dans les temps passés, le médecin cherchait
à deviner les mystères de la maladie par
l'étude des urines. Hippocrate, Galien, Arétée,
ces maîtres dans l'art de guérir, consacraient
de longues veilles à cette étude, cherchaient
à plonger un regard curieux dans les replis
les plus intimes de l'organisme. Actuarius
de Byzance, ce grand praticien, publia quatre
volumes d'observations sur les urines; et

11.

malgré son ignorance de nos moyens d'analyse, pénétrait dans ces régions ignorées de
la vie, et ouvrait à la médecine une voie
d'une sûreté incontestable.

Aujourd'hui, et quoique favorisés par l'optique et l'analyse, nous perdons la patience
nécessaire à de si minutieuses recherches;
nous nous tournons tout entiers et avec une
sorte de fièvre vers de plus rapides moyens
d'exploration. C'est la percussion, le pouls,
la langue, les plaintes du malade que l'on
écoute à peine; mais ce n'est point l'étude sérieuse de la maladie. Dans les temps passés,
c'était le travail, la vie simple et l'amour de
la vérité; aujourd'hui c'est la rapidité, la fortune et l'amour de la célébrité. A l'enthousiasme des découvertes et des beautés de la
science a succédé l'adoration aveugle et bornée du bruit et de la richesse; et la médecine,
qui devrait être la science la plus élevée, la
plus salutaire, la plus progressive, est deve-

nue une source de disputes entre les médecins, et de calamités pour les malades. Ah! si les anciens avaient possédé nos moyens d'analyse et nos instruments d'optique, de quelles découvertes ne nous eussent-ils pas dotés! La médecine ne serait pas à naître et nos maladies seraient moins nombreuses et moins inquiétantes.

Au mois de novembre 1850, madame T*** vint me consulter, pour des ulcérations dartreuses qui s'étendaient et rongeaient la lèvre supérieure et l'aile droite du nez. La malade s'était adressée à toutes les doctrines, à tous les médecins. Caustiques, applications de toutes sortes, bains, purgations, dépuratifs variés; établissements thermaux, où elle se rendait chaque année; rien n'arrêtait la marche de cette maladie : l'ulcération creusait, défigurait et jetait la malade dans l'isolement et le désespoir.

Éclairé par son urine je commençai le traitement. La cause résista d'abord, mais enfin elle céda. Les ulcérations s'arrêtèrent, diminuèrent de jour en jour. Plus de feux, plus de cuissons, de démangeaisons; la cicatrisation se fit partout, et après quinze mois de traitement madame T***, parfaitement guérie, put rentrer dans le monde, heureuse et pleine de gaieté, ne portant sur le visage que des cicatrices dont on pourrait accuser la variole ou une brûlure dans l'enfance.

Il y a toujours un sens profond dans les moindres manifestations de l'urine; à plus forte raison, quand on recherche dans ce liquide, à l'aide de l'analyse et du microscope, les éléments dont la connaissance intéresse à un si haut degré la science de l'homme et des malades.

Le savant docteur Mandi de Mayence a

démontré, à l'aide d'un microscope de son invention, des millions de monades, s'agitant dans une seule goutte d'urine, et indiquant, par leurs formes, les parties du corps humain qu'ils ont habitées, altérées ou rendues malades.

« Au milieu de la diversité des maladies,
« l'observateur, dit le docteur Becquerel,
« retrouve dans toutes un certain nombre
« de conditions communes qui, en même
« temps qu'elles se révèlent par des symp-
« tômes plus ou moins caractéristiques, se
« marquent dans l'urine par des modifica-
« tions toujours les mêmes que ce liquide en
« reçoit; quelle que soit la maladie qui
« existe; quels que soient les changements
« particuliers qu'elle ait pu apporter dans les
« propriétés physiques et chimiques de
« l'urine. Ces changements sont sous la dé-
« pendance de ces autres modifications plus
« générales que certains états de l'organisme

« tendent à imprimer constamment au pro-
« duit de la sécrétion rénale. Ces modifica-
« tions constituent comme autant de faits
« généraux, sans la connaissance desquels on
« se perdrait infailliblement dans la multi-
« tude et la contradiction apparente des
« faits de détails. Ce sont là en quelque sorte
« les principes de l'urologie pathologique. »

Malheureusement , ces observateurs se
laissent trop absorber par la stérile contem-
plation du passé. Les qualités physiques de
l'urine, ainsi que l'analyse de ce liquide, à la
manière des chimistes, leur suffisent, et ils ne
creusent pas plus avant. Ces médecins, du reste
si remarquables, ne semblent pas même se po-
ser ce problème qu'il faut résoudre à tout prix :
Les causes des maladies sont-elles matérielles
et sensibles ? Et si elles sont une réalité au lieu
d'une abstraction, est-il possible d'arriver,

par le microscope et l'analyse microscopique, à trouver les moyens de les anéantir? Faute de faire cette question ou ce pas en avant, on recule au lieu d'avancer; on néglige la cause pour les effets, la lumière pour le demi-jour, la vaste route de guérison pour les sentiers tortueux d'une médecine pauvre et sans objet.

Avec le microscope et l'analyse, on peut toujours remonter à la cause de la maladie, non à la cause première, ni à l'altération primitive de la substance, l'homme ne pénétrera jamais ce mystère, mais aux principes morbides qui se développent et se déversent, pour ainsi parler, d'un organisme dans un autre, pour engendrer et perpétuer la maladie. Avec le microscope et les urines, vous arrivez droit au but, à la cause et aux moyens de l'anéantir. Avec le microscope, les nuages se dissipent, et la fée gardienne de la médecine vous apparaît. Otez l'expérimentation microscopique sur les liquides animaux, et tout s'éva-

nouit; nul moyen ne vous reste pour constituer même l'ébauche d'une science médicale;
mais avec l'optique et les urines, plus de
voiles, plus d'erreurs, plus d'obstacles insultants à la science. Avant l'urologie, c'étaient
les ténèbres et l'ignorance; avec elle, c'est la
lumière et la vérité; c'est une science rigou-
reuse, démontrée, homogène; une médecine
digne de ce nom, et dont l'humanité tout
entière témoignera de la puissance.

Mademoiselle J*** , vingt-deux ans, d'une
constitution éminemment lymphatique, était
épuisée par une carie scrofuleuse du bras
gauche et du sternum.

Le bras, comme le reste du corps, était
extrêmement amaigri , mais le coude, l'avant-
bras, le poignet et la main étaient gonflés et
labourés par des ulcères et des fistules d'où
s'échappait une sérosité purulente , d'une

odeur infecte. Le sternum, largement perforé dans sa partie moyenne, laissait les plèvres à nu et permettait de voir les mouvements du cœur et des poumons.

Atteinte de scrofules depuis l'âge de quatorze ans, mademoiselle J*** avait tout essayé et n'était plus qu'une sorte de cadavre lorsqu'elle se confia à mes soins.

La douceur et la patience de la malade, sa résignation dans la souffrance, ajoutaient, je l'avouerai, beaucoup à l'intérêt que nous inspirent tous ceux qui souffrent.

Malgré le danger, je n'étais pas sans espoir. Plus la maladie est grave, plus elle est avancée, plus les causes sont visibles, plus l'urine en est saturée, plus les moyens de les anéantir se trouvent facilement. J'avais déjà observé bien des fois ces effets de la bonté infinie du Créateur, qui a permis que les secours de l'art sauveur fussent proportionnés aux souffrances et à la gravité du mal. Cette fois encore

je pus m'en convaincre; la cause, parfaitement
déterminée, fut bientôt anéantie. L'organisme, délivré de ce principe morbide, répara
les désordres; la suppuration diminua, les
forces se relevèrent, la cicatrisation s'opéra
partout. La malade fut soumise, et après
quinze mois de traitement j'eus la consolation
de rendre mademoiselle J*** à une santé parfaite. Il ne reste plus de cette effroyable maladie qu'un peu de difformité à la main gauche
et une cicatrice sur le sternum, qu'on pourrait prendre pour une brûlure supportée dans
l'enfance.

Je ferais des volumes, en citant les guérisons
obtenues par la médecine urologique; mais
ces faits, qui se produisent chaque jour sous
les yeux du public, parlent plus haut que
mes descriptions.

Exacte dans ses procédés curatifs, sans

imites dans ses heureuses applications, pleine
de ressources contre nos maux nombreux, la
médecine par les urines ne rencontre plus
d'obstacles ni de difficultés à vaincre. Non-
seulement elle arrête et guérit toutes les maladies aiguës, avec la promptitude de l'enchantement, sans entraîner ni faiblesse ni
convalescence, mais encore, elle triomphe
constamment, et souvent avec rapidité, des
maladies chroniques les plus désespérantes.
C'est ainsi que l'on voit la phthisie pulmonaire, cette redoutable maladie, guérir radica-
lement par sa puissance; que des cancers, qui
dévorent une foule de malheureux, cèdent
chaque jour à son traitement avec une sûreté
qui tient du prodige; qu'elle guérit les hydropisies, la carie, les scrofules, les maladies de
la peau, les ulcères les plus hideux, la goutte,
les rhumatismes, les paralysies et cette foule
de tumeurs et d'excroissances charnues ou
osseuses, regardées avant elle comme incu-

rables. Parlerai-je de toutes les autres affections chroniques si nombreuses et si variées, des appareils digestifs, biliaires, urinaires, de la génération et des organes des sens qui font tant de victimes, et pour lesquelles elle obtient de si éclatants succès? Dirai-je qu'elle conjure avec facilité cette multitude de maladies nerveuses qui, depuis la mélancolie, jusqu'à la démence, éloignent de la société un si grand nombre de ses membres? Dirai-je aussi qu'elle détruit avec facilité et sans fatigue les maladies syphilitiques et les ulcérations les plus graves; enfin sera-t-il besoin de montrer qu'elle fait disparaître dans l'enfance, et même chez l'adulte, tous les germes de maladies chroniques dont il devient inutile de compléter le tableau?

Un jour, et lorsque des hommes jeunes et ardents à la recherche de la vérité élargiront cette voie de salut que je ne fais qu'entrevoir, ces guérisons si remarquables deviendront vulgaires, et la médecine, non-seulement triomphera des maladies les plus désespérantes, mais encore dégrèvera l'humanité de ces causes de maladies qui la consument et l'amoindrissent chaque jour.

CAUSES DES MALADIES.

X

Les causes des maladies chroniques sont le résultat évident de notre ignorance et des vices de nos civilisations.

Les anciens ignoraient une foule de maladies qui nous consument ; aussi les forces physiques et la durée de la vie étaient-elles plus grandes chez eux que chez nous.

Avant leurs rapports avec les Européens, les sauvages ne connaissaient d'autres souffrances que les blessures et la vieillesse. Les premiers voyageurs nous montrent ces insulaires traversant la vie sans maladies chroniques. Les habitants d'Otaïti étonnèrent Bougainville par la vigueur de leur constitution, la beauté de leurs formes, l'inaltérabilité de leur santé. Ceux de la Nouvelle-Zélande portaient le capitaine Marion et les gens de son équipage sur les lieux les moins accessibles, comme des hommes forts porteraient de faibles enfants; d'autres, aidant le capitaine Anson dans la réparation de ses vaisseaux, portaient sur leurs épaules des arbres que nos marins pouvaient à peine soulever. Que sont devenus ces hommes jadis si beaux et si forts? Qui pourrait les reconnaître aujourd'hui dans les descriptions que

nous en laissèrent les premiers navigateurs?
En leur portant un peu d'industrie, les Européens leur ont communiqué les germes de la
maladie et de la mort; nos maladies les
épuisent et leurs îles se dépeuplent. Celle
d'Otaïti, ce paradis terrestre, qui présentait, il
y a un siècle, plus de trente mille habitants,
n'en possède pas six mille aujourd'hui.

Mais sans aller si loin, cherchons seulement parmi nous des exemples de la santé
et de la force des temps passés. Où sont-
elles ces larges organisations de nos ancêtres?
Où sont ces hommes de fer, qui portaient ces
armures pesantes dans les guerres les plus
lointaines? Il ne faut, dit J.-J. Rousseau,
qu'un peu de soleil ou de neige; il ne faut
que la privation de quelques superfluités,
pour fondre et détruire en peu de jours la
meilleure de nos armées. Est-ce à dire que le
courage et l'intelligence aient faibli dans les
mêmes proportions? Non sans doute, et grâce

12.

à Dieu, dans cette dernière guerre d'Orient, le génie de l'empereur, l'habileté des chefs, l'héroïsme de nos armées, ont égalé s'ils n'ont pas dépassé les plus belles pages de l'anti-quité, en génie, en courage et en héroïsme. Mais avec le temps, l'âme humaine faibliraitin-failliblement avec son enveloppe. Déjà dans nos grandes villes, rongées par la maladie, il se fait un affaiblissement lugubre mêlé de tristesse et de mort; la laideur, les difformités, l'appauvrissement moral et physique, gagnent avec la souffrance; le visage humain surtout n'est plus qu'un miroir dégénéré où la santé et la gaîté s'effacent. Beauté, jeunesse, esprit, croyance, enthousiasme, utopie du bonheur public, tout baisse, tout tombe, tout s'arrête comme épuisé, privé d'air et de lumière!

Et l'on s'étonne à la vue des bouleverse-ments gigantesques qu'a subis l'enveloppe de la terre! Mais à la vue de ce bouleversement de la nature humaine, à la vue de cette altération, c'est bien autre chose que de l'étonnement, c'est un chagrin profond que l'on éprouve! La femme de nos grandes villes n'a plus rien de la femme des temps passés; elle ne peut plus allaiter ses enfants, et lorsqu'elle devient mère, c'est pour s'affaisser et ne plus se relever. Les hommes les plus robustes s'épuisent bientôt à la recherche des objets de leur convoitise, ou à la poursuite de jouissances fangeuses et impossibles. A l'énergie, à la force des temps passés, a succédé un affaiblissement inquiétant. La dartre, la syphilis, les scrofules, la phthisie, le cancer, se répandent par voie de génération, altèrent et détruisent chaque jour cette humanité, jusque dans les globules les plus microscopiques de son sang.

Et qui a pu produire, dans l'espèce humaine, un si rapide, un si malheureux changement? Est-ce Dieu qui l'a voulu, ou bien est-ce une civilisation qui, depuis tant de siècles, s'avance avec des vices toujours plus grands et plus nombreux? Est-ce Dieu qui a voulu que des myriades de souffrances vinssent fondre sur nous , ou bien est-ce l'ignorance de l'homme, qui consiste, depuis longtemps, à concentrer dans les profondeurs de l'organisme toutes ces causes de maladies, que le principe conservateur porte toujours à la peau? Et quand une fois ces maladies sont développées, est-ce la nature qui les rend si promptement mortelles, ou bien est-ce la médecine qui les dit inflammatoires, et veut que l'on enlève le sang du malade, sans songer au poison qui le consume? Regardez ce monde souffrant, ces figures étiolées, ces fronts prématurément dénudés, ces corps affaiblis et difformes, ces existences usées et si promptement terminées, ne croirez-vous pas vivre au milieu d'un monde qui s'éteint? Et nous ne faisons point attention à tout cela ! Et parce que les sciences progressent, parce que la vapeur nous transporte avec vitesse, parce que l'électricité transmet nos pensées, nos paroles d'un peuple à un autre, à travers les mers, avec la rapidité de la foudre, nous croyons avoir tout analysé, tout calculé, tout compris, tout deviné, et nous nous endormons sur l'art le plus important qui soit au monde, l'art de guérir! Qui viendra saisir les innombrables causes de nos souffrances? Qui viendra nous éclairer sur la vérité?

Consolons-nous cependant de cette ignorance : un monde nouveau se prépare. Ce qui avait échappé à la longue succession des âges commence à surgir dans le nôtre. Déjà le microscope nous révèle les mystères les plus secrets de l'organisme; bientôt il nous permettra de saisir avec sûreté et d'anéantir les causes de nos souffrances. Déjà beaucoup de maladies regardées comme incurables cèdent à la puissance des nouveaux moyens; bientôt les autres cesseront de nous résister. Encore quelques efforts, et les maladies chroniques s'affaibliront, disparaîtront. Et la société finira par présenter à Dieu, non des victimes de l'ignorance et des préjugés, c'est-à-dire des malades et des infirmes, mais des hommes forts et robustes, des enfants sains et pleins de santé, espoir d'une société plus heureuse et plus forte.

APPARITION DE LA MÉDECINE.

> Il y a dans la succession des connaissances
> humaines une malheureuse fatalité : les plus
> utiles, les plus nécessaires à nos besoins se
> présentent presque toujours les dernières.
> (CH. BOSSUT, *Hist. des mathéma-*
> *tiques.*)

XI

Ne soyons point surpris de l'apparition
tardive de la vraie médecine : plus les objets
nous intéressent, plus il semble difficile de les
acquérir.

Les grandes découvertes du mouvement de
la terre, des lois de la gravitation, celle de

l'imprimerie, de la vapeur, nous ont à peine précédés de quelques générations. Les fondateurs de la physique et de la chimie sont presque tous nos contemporains. L'électricité nous révèle à peine sa puissance, et la théorie et l'imposante histoire de la terre ont commencé de nos jours et se continuent sous nos yeux.

Plus compliquée, la médecine devait naturellement suivre et couronner toutes les autres sciences; il fallait à son avénement un ensemble de connaissances que l'homme des temps passés ne possédait pas : anatomie, physiologie, chimie, micrographie, vous étiez inconnues ! Et d'ailleurs, quelle eût été l'utilité d'une médecine si savante, dans ces temps où les maladies étaient aussi rares que peu complexes? Une médecine simple et en quelque sorte instinctive dut suffire dans ces époques de force et de simplicité.

Mais aujourd'hui que l'humanité malade a

besoin d'un art réparateur, aujourd'hui que les tons qui doivent constituer la grande harmonie médicale sont trouvés, l'art sauveur doit paraître. Il apparaît, et que le ciel en soit loué! Que la terre en tressaille d'allégresse! Nous marchons vers la lumière et la vie, et l'humanité pourra bientôt graviter vers son idéal de santé et de bonheur !

Dieu n'a point voulu que l'homme fût accablé par la souffrance et la maladie; il n'est point selon sa providence, selon sa bonté infinie, selon sa justice éternelle, qu'il vécût dans la dégradation morale et physique. L'animal peut bien périr avant son entier développement, le fruit tomber de l'arbre avant sa maturité, la plante se briser prématurément sous l'orage; mais l'homme, cette créature aux sublimes destinées; l'homme à qui tout a été donné avec profusion, intelligence et moyens sauveurs; l'homme, ce roi de la création, doit parcourir dans sa force, une vie longue de calme et de santé. C'est notre ignorance qui a fait de la terre une vallée de désolations; c'est à la science à en faire un séjour d'harmonie et de félicité. Dieu ne permet ces espérances, il ne les fait concevoir que parce qu'elles sont possibles et réalisables.

L'expérience atteste qu'on peut encore aujourd'hui vivre jusqu'à cent trente et même cent quarante ans; ces faits sont rares sans doute, mais à l'aide de la science, ils deviendront de plus en plus fréquents. Ce qui n'est que l'exception finira par être la règle. Vienne le jour où l'hygiène et la vraie médecine seront comprises et pratiquées par tous; vienne le jour où les hommes renonceront aux erreurs et aux habitudes dont ils sont les victimes, et l'humanité sera ce que Dieu a voulu qu'elle fût, intelligente, forte et heureuse.

Le savant Huffeland déclare qu'il n'y a rien d'invraisemblable à dire que la vie de l'homme peut durer deux siècles; cette opinion s'accorde parfaitement avec le rapport qui existe entre la durée de l'accroissement et celle de la vie.

On sait qu'un animal vit sept ou huit fois autant de temps qu'il en met à faire son accroissement; or l'homme met vingt-cinq ans pour arriver au dernier terme de sa perfection physique; la durée de sa vie devrait donc être de deux cents ans.

La médecine de l'expérience est appelée à ramener l'humanité à cet état de force et de jeunesse; en nous délivrant des causes morbides qui nous consument, elle rendra très-fréquents les exemples aujourd'hui si rares de longévité.

En même temps que la souffrance et la maladie disparaîtront du genre humain, la laideur aussi s'éloignera à l'horizon comme les ténèbres devant la lumière; car la laideur aussi est une dégénération, une privation, une

limite ; elle a, dans l'organisme, le même caractère que le mal dans l'ordre moral.

On dira que ce sont des rêves, des songes,
des utopies ; utopies, soit ; on l'a dit de toutes
les vérités nouvelles. Pour nous qui croyons
au progrès, non au progrès indéfini, mais
au progrès mesuré à notre condition terrestre, nous croyons aussi à la possibilité
d'arriver par la science, sinon au bonheur,
mais à la santé et au bien-être de tous.

Tant de découvertes nouvelles, de mystères
dévoilés, de puissances ajoutées à nos forces,
de moyens de guérison, nous disent assez que
la médecine ne sera plus une vaine et arro-
gante théorie, mais une magnifique et puissante réalité.

Et qui pourrait le nier ? Qui pourrait dire que
l'humanité est stationnaire, qu'elle est condamnée dans un même cercle, à refaire ce
qu'elle a déjà fait, à retrouver ce que les révolutions lui ont fait perdre ? Qui pourrait

nier cette puissance de l'intelligence de l'homme, ses invincibles désirs, son insatiable curiosité et ses constantes aspirations au perfectionnement de sa condition? En voulez-vous une preuve sensible?

Étudiez les monuments que la nature nous a laissés dans ces vastes révolutions. Quelle série d'êtres se déroule successivement et progressivement sous vos yeux! Quel progrès dans ce travail de Dieu, que votre œil pourra suivre à l'aide de la science!

D'abord les rochers primitifs, le globe nu et désert.

La croûte terrestre se forme, et la vie apparaît.

Les plantes, indices de la vie la plus simple, puis les coquilles, début de l'organisation animale. Les poissons à structures déjà avancées annoncent les autres animaux à vertèbres.

Les reptiles se montrent plus tard, et nous révèlent des proportions gigantesques. Des

lézards de quinze mètres, d'énormes croco-
diles munis d'un long cou de cigogne; des
monstres hideux du même ordre, pourvus
d'ailes membraneuses, parcourent alors seuls
et maîtres cette terre couverte d'une végétation gigantesque.

Rien ne reste de ces habitants primitifs,
si ce ne sont leurs squelettes dont les proportions nous effraient.

Une transformation se fait dans la création.
Les premiers mammifères, ainsi que les premiers oiseaux, remplacent les monstres dis-
parus dans les cataclysmes.

Une époque moins éloignée de la nôtre,
celle des terrains de transport, voit paraître
les colossales espèces de mastodontes et de
dinéthériums. L'éléphant, le rhinocéros, le
bœuf, le cheval, le cerf, parcourent les forêts.

La terre se prépare pour recevoir une créature plus élévée : l'homme apparaît.

L'homme, d'abord nu sur la terre, ignorant, misérable, disputant sa nourriture aux animaux, esclave de l'hiver qui emporte les fruits, de la pluie qui verse ses douches glaciales, du soleil qui brûle et dessèche ; l'homme est la victime de toutes les tyrannies ambiantes et multipliées de la nature.

Mais bientôt il arrache à la nature elle-même les instruments indispensables pour la combattre et la dominer. Il se construit une demeure ; il soumet les animaux les plus voisins de son organisme : il devient pasteur, et la société commence.

Et le besoin d'élargir son existence lui fait trouver en soi les moyens de forcer la terre à produire davantage : il devient agriculteur.

Et son existence étant plus assurée, n'ayant plus à dépenser sa vie jour par jour, heure par heure, pour chercher sa subsistance, il devient observateur. Les langues se forment, les sciences, les arts, les armures défensives ;

les villages, les villes s'élèvent; les nations se constituent et la séve aux mille circuits de l'arbre social s'infiltre partout et produit les merveilles dont nous sommes les témoins.

Il est difficile de formuler l'inconnu vers lequel nous marchons; d'innombrables matériaux se préparent. Médecine positive, art de trouver constamment des remèdes certains à des maux si longtemps incurables; moyens de rendre à l'humanité la richesse et la force de la vie, en la dégrevant des causes morbides qui la rongent depuis si longtemps. Machines admirables et fortes, aérostats, électricité, chemins de fer, navigation à vapeur; découverte d'agents mille fois plus forts encore que la vapeur, et qui la remplaceront puissamment et sans dépense de combustibles : tout va rapprocher les distances, confondre les peuples, faciliter l'échange des idées, favoriser l'action et la puissance sociale; tout va développer le génie entreprenant des nations et produire une révolution brillante, mais pacifique sur le globe.

Que de travaux de viabilité, de profits et de gloire se préparent ! Quelles perspectives s'ouvrent devant l'activité humaine ! Avec la médecine positive : la santé, la longévité et la force. Avec la force et l'intelligence : les grandes associations, le commerce, les arts, l'industrie, la civilisation, même à travers le désert et les forêts sauvages. Ce sont des solitudes arides qui seront peuplées ; des plaines immenses qui seront assainies et fertilisées ; des montagnes dénudées recouvertes de forêts. C'est le cours des fleuves qui sera réglé, leurs lits creusés et contenus. Ce sont des montagnes qui seront coupées ; l'isthme de Suez, celui de Panama, franchis, et qui résoudront le problème de la jonction des mers. C'est enfin le globe entier qui sera parcouru et gagné à la civilisation, et toute la puissance de l'intelligence, loin de

13.

servir à la destruction, servira à soumettre la nature, à agrandir l'existence, à replacer l'homme, cet ange déchu, au rang des esprits supérieurs !

DEUXIÈME PARTIE.

DEUXIÈME PARTIE.

HYGIÈNE

SELON LA DOCTRINE UROLOGIQUE.

> Qui ne rirait de voir qu'avec un soin extrême
> L'homme ait inventé l'art de se tuer lui-même !
> A force de ragoûts et de mets succulents,
> Il creuse son tombeau sans cesse avec les dents.
>
> (RÉGNARD.)
>
> Et tous ces faux plaisirs étaient des semences
> de douleurs et d'amertume qui me fatiguaient
> à n'en pouvoir plus.
>
> (ST. AUGUSTIN.)

I

C'est encore la médecine du jour qu'il faut
accuser des erreurs généralement répandues
sur l'hygiène individuelle ; c'est elle qui a to-
léré, qui même a conseillé, dans les aliments,

les substances âcres et brûlantes, le poivre, le girofle, la vanille, la moutarde, le vinaigre, les herbages forts ; c'est elle qui a répandu, par de pompeux éloges, l'usage du thé, du café, des boissons fermentées et aromatiques ; et une civilisation avancée en a fait des objets de première nécessité ; elle les a multipliés et combinés de mille manières, pour exciter la sensualité. Aujourd'hui on les prodigue sur nos tables, on en sature nos mets, on remplace la succulence naturelle des aliments par les qualités actives et brûlantes des aromates ; on cherche à provoquer l'appétit, tandis qu'on soulève des irritations aiguës et chroniques, que la médecine ne parvient plus à détruire.

Non-seulement on abuse de ces excitants alimentaires, mais encore on parfume ses vêtements, ses appartements ; on prise, on fume, on prend des glaces, de l'opium, du punch, du rhum ; on fait usage d'une foule d'infusions aromatiques ; on se purge, on se fait saigner ; on emploie des teintures pour les cheveux, des peintures pour les yeux, des cosmétiques pour la peau; on fait de la nuit le jour; on transforme l'amour en plaisir; on emploie tout ce qui peut faire vivre vite, tout ce qui peut affaiblir l'énergie morale et détruire la santé.

Les uns consument leur vie dans des nuits passées aux bals ou au jeu, dans des espaces étroits, dans une atmosphère profondément viciée par la poussière, la combustion des flambeaux, ainsi que par les émanations de cette foule plus ou moins malade; d'autres, emportés par leurs passions, s'épuisent et perdent leur intelligence dans d'autres excès; d'autres passent à table une partie de leur vie, font un dieu de leur ventre et surchargent leur estomac jusqu'à l'apoplexie; d'autres s'affaiblissent par le sommeil, l'inaction, les bains chauds prolongés, la flanelle en été, et les déperditions de toutes sortes; les uns se laissent aller à la colère, à l'envie, à la haine, à la jalousie; d'autres s'énervent par le tabac, les lavements, les boissons et la malpropreté; les uns se purgent et se font saigner par précaution; les autres portent des cautères ou des sétons; chacun agit contre soi-même ou se met en lutte ouverte contre sa santé, chacun emploie les moyens les plus capables de dévorer sa vie déjà si courte et si douloureuse !

Cependant la nature nous avertit assez du danger de ces habitudes, par les impressions désagréables que l'on en reçoit dans les premiers temps de leur usage. Qui pourrait supporter la première nuit au bal sans une extrême fatigue, une torpeur accablante? Qui pourrait, sans indisposition, s'accoutumer à priser, à fumer du tabac, à user des boissons fortes, à manger du poivre et de la moutarde? Qui boirait pour la première fois et avec plai-

sir une infusion de thé ou de café sans sucre?
Où est l'homme robuste des campagnes qui
pourrait se plier à nos usages sans tomber
malade? Ce n'est donc que l'instinct d'imita-
tion, l'habitude contractée dans l'enfance, ou
le besoin de céder à la mode qui nous fait
user de ces moyens nuisibles : l'habitude, il
est vrai, finit par nous en faire un besoin; on
croit trouver le plaisir dans leur usage, on en
fait bientôt excès, et la foule des maladies, des
infirmités, ne tardent pas à nous punir de ces
infractions aux lois de la santé.

Les peuples anciens ignoraient l'usage de
la plupart de ces moyens qui flétrissent et détruisent l'énergie du corps et de l'âme; ils ne
connaissaient ni le thé, ni le café, ni le tabac,
ni tous ces excitants du système nerveux qui
nous amoindrissent; ils ne connaissaient d'autre boisson fermentée que le vin, encore le
mêlaient-ils avec beaucoup d'eau : aussi leurs
maladies étaient simples et peu nombreuses,

leurs mœurs et leur constitution physique meilleures que les nôtres.

Loin de nous, cependant, la pensée de ramener à ces temps fabuleux de simplicité patriarcale, ou à ce régime pythagoricien si contraire à notre état actuel, à nos mœurs et à notre climat. La plante se nourrit des sucs de la terre, l'oiseau des céréales, le bœuf de l'herbe des prés; mais l'homme, dont l'organisation est plus compliquée, a besoin aussi d'aliments plus multipliés et plus réparateurs. Une alimentation incomplète ne sustente que quelques organes; et si cette alimentation imparfaite était longtemps continuée, les autres organes s'amoindriraient. Les climats, la terre et la mer apportent leurs richesses sur nos tables, et plus nous avancerons en connaissances, plus ces produits seront multipliés et perfectionnés.

L'âme aussi a ses besoins, et plus l'esprit est cultivé, plus ces besoins sont vastes et nom-

breux. Ainsi les réunions, les plaisirs, les distractions, les arts, la musique, tout ce qui ré
pond à nos légitimes aspirations sans nuire au
repos de l'esprit ni à la santé, n'est point défendu : l'hygiène, comme la morale, ne condamne que les erreurs et les excès.

Nos mets seront-ils moins savoureux lorsque
leurs qualités naturelles ne seront plus dé-
truites par les aromates? Nos digestions seront-
elles moins bonnes, quand elles seront l'œuvre
simple de la nature, au lieu d'être celle des
excitants? Notre existence sera-t-elle moins
douce, parce qu'elle sera dégagée de tout ce
qui peut lui nuire et l'abréger? Si nous n'é-
prouvons pas ces plaisirs tumultueux, ces joies
insensées, ces passions dévorantes, qui tour-
mentent la foule, nous n'aurons pas non plus
les abattements, les tristesses, les angoisses,
les dégoûts de la vie, ni les maladies qui la
consument! Nous posséderons, au contraire,
de la vigueur, de la santé ; nous éprouverons

des plaisirs purs, des émotions nobles, de la force, de l'élévation d'âme, de l'amitié, du dévouement : qualités si communes chez les anciens, et si rares parmi nous.

Une vie longue et exempte d'infirmités est en général le prix d'un régime simple et sans art. Quiconque met de côté, pour ses aliments comme pour ses habitudes, les recherches énervantes de nos voluptueuses cités, protége sa santé, conserve des organes sains, des fonctions libres et intactes jusqu'à une vieillesse très-avancée. Aussi ceux qui donnèrent l'exemple d'une longévité remarquable furent-ils plutôt sobres et tempérants que forts et robustes. « O tempérance ! s'écrie le docteur Hay ; déesse bienfaisante, que tu es digne de nos hommages ! car c'est toi qui écartes les maladies, qui protéges la beauté, qui prolonges la vie, qui assures le plaisir, qui fais prospérer le travail, qui gardes nos personnes, qui préserves notre entendement, qui perfectionnes toutes nos facultés intellectuelles et soutiens nos vertus ! »

Un patricien de Venise, Louis Cornaro, après avoir follement gaspillé sa santé jusqu'à l'âge de quarante ans, tomba dans un tel état de souffrances et d'épuisement, qu'il prit la résolution de réformer entièrement toutes ses habitudes : dès lors, il vécut dans la continence et dans la plus grande sobriété; bientôt il recouvra la santé et toutes ses facultés. Il devint plus que centenaire, et sa femme soumise aux mêmes habitudes, mourut à un âge extrêmement avancé. Cornaro publia plusieurs ouvrages sur la tempérance, il écrivait le dernier à l'âge de quatre-vingt-quinze ans. Si ma constitution eût été plus forte, disait-il, je vivrais cent vingt ans, je n'en vivrai guère que cent. C'est avec beaucoup de chaleur, de sentiment et de naïveté, qu'il décrivait le bonheur dont il jouissait encore à cet âge avancé.

C'est à ce degré de perfection que le traitement, et le régime, prescrits par la médecine urologique, peuvent véritablement conduire. Mais comment y soumettre le plus grand nombre, comment déraciner des habitudes qui ont pour elles, l'autorité du temps et de l'exemple, comment faire cesser des usages qui, aux yeux de tous, donnent à la vie un grand prix? Les personnes en santé, celles qui n'ont pas encore subi les tristes conséquences des traitements allopathiques et du régime habituel, ne le voudront pas. Esclaves de la mode et du plaisir qui dissipent la vie, elles continueront à satisfaire leurs goûts; elles rechercheront les excitants, jusqu'à ce que la maladie, cette voix sévère de la nature, vienne les avertir. Le malade seul nous entendra ; la souffrance, le besoin de guérir, lui donneront la force de renoncer à ses vicieuses, à ses plus irrésistibles habitudes; et le bien-être causé par une alimentation simple et réparatrice, dissipera bientôt le supplice passager de l'abstinence; et cette conduite, selon la nature et la santé, favorisera le traitement et assurera la guérison.

ALIMENTS.

ALIMENTS TIRÉS DU RÈGNE ANIMAL.

On éviterait bien des maladies graves si,
dès le principe des maladies, on s'abstenait
de toute espèce de substances réparatrices ;
il est très-vraisemblable que la plupart des
maladies ne revêtent un caractère fâcheux
et souvent la mort que par l'oubli de ce précepte. Tel n'eût eu qu'une indisposition qui,
pour vouloir la vaincre en continuant son
régime ordinaire, s'est procuré une affection
qui a pu compromettre son existence.

(ROSTAN.)

II

De tous les animaux, le bœuf est celui qui
convient le plus à nos humeurs, à notre estomac, au maintien de notre santé, au dévelop-

pement de nos forces. Sa chair, qui est très-substantielle, s'assimile parfaitement à notre être; on en mange partout et sans jamais s'en lasser. Nulle autre viande, quelque savoureuse qu'elle fût, ne pourrait, comme celle du bœuf, faire notre nourriture habituelle, sans conduire au dégoût et au trouble des fonctions.

Après le bœuf, le ruminant qui convient le plus à notre alimentation est le mouton. Sa chair produit une nourriture essentiellement réparatrice; aussi remplace-t-il fréquemment le bœuf dans les départements méridionaux.

Le veau et l'agneau, ainsi que les animaux trop jeunes pour avoir acquis le degré d'animalisation nécessaire à notre alimentation, ne seront permis qu'aux personnes en santé et aux malades qui ne souffrent pas dans les organes digestifs; encore conviendrait-il d'en faire rarement usage et seulement rôtis.

Le cochon sera défendu aux malades; il est d'une digestion pénible et laborieuse; les personnes en santé pourront seules en faire usage; mais elles éviteront soigneusement la charcuterie, ainsi que la chair des animaux malades.

Le sanglier, ou cochon sauvage, partage avec le cochon domestique les mêmes inconvénients; cependant l'arome dont il est pénétré, la santé que lui donne la liberté dans nos forêts, le rendent plus agréable, plus facile à digérer et beaucoup moins nuisible.

Le jeune chevreuil offre un aliment exquis, tendre et parfumé; sa chair est très-nourrissante, elle est aussi très-estimée par les gastrolâtres. Le cerf est moins délicat.

Le lièvre est très-recherché, très-nourrissant et d'une saveur agréable. Le lapin des bois est aussi très-salubre et d'une facile digestion.

DES OISEAUX.

Les volailles de basse-cour, dont le malade

fera usage, ne seront ni trop jeunes ni trop grasses. Le dindon, la poule, le poulet, lui seront permis; mais il évitera soigneusement l'oie, le canard et toutes les volailles long-temps engraissées dans les cages. Les animaux ne peuvent offrir une alimentation salubre que lorsqu'ils ont joui de la liberté; aussi le canard sauvage, le pigeon, le coq de bruyère, la sarcelle, la foulque, le faisan, la perdrix, la grive, la bécasse, la bécassine, la caille, l'alouette, la gélinotté, l'ortolan, les becfigues, et une foule d'autres oiseaux, nous offrent des mets délicats, réparateurs et d'une digestion facile.

DES POISSONS.

Moins réparateurs que les animaux dont nous venons de parler, les poissons fournissent aussi une très-bonne alimentation; ceux dont la chair est compacte, onctueuse et abondante en huile, sont de difficile digestion. Le malade donnera la préférence à ceux dont la chair se divise aisément; ainsi la carpe, le barbot, le brochet, le saumon, la truite, l'anguille, le goujon, l'éperlan, la lotte, la tanche, le merlan, le hareng frais, la sardine fraîche, la raie, le maquereau, le turbot, la sole, le rouget, la limande, la dorade et une foule d'autres poissons dont on fait un usage moins fréquent, seront préférés.

La tortue, les grenouilles, l'écrevisse de mer, celle des ruisseaux, la chevrette, seulement cuites à l'eau, avec très-peu de sel, l'huître, ce coquillage qui jouit de tant de faveur, la moule, le limaçon et plusieurs autres coquillages des bords de la mer sont permis.

Pour terminer ce qui a rapport au régime animal, disons que le bouillon de bœuf, de mouton ou de grosses volailles sera fait sans addition d'herbages excitants , tels que poireaux, oignons, persil, cerfeuil, girofle, etc. On pourra seulement y ajouter la pomme de terre, la carotte et la rave.

Les œufs frais fournissent aussi un aliment salubre et réparateur; mais il faut éviter de les manger cuits durs. Toutes les autres préparations sont favorables pourvu qu'on n'y ajoute aucun aromate.

Très-réparateur et d'une digestion facile, le lait de vache, celui de chèvre ou de brebis, est recommandé. Le beurre que l'on en retire est agréable et favorable étant frais. Celui qu'on obtient du lait de chèvre est moins gras, moins onctueux et plus blanc que celui du lait de vache. Le lait de brebis contient un beurre plus mou et plus abondant. Le lait d'ânesse, que la médecine du jour vante avec si peu de discernement contre une foule d'affections chroniques de la poitrine et des voies digestives, ne mérite nullement cette confiance, il ne diffère des premiers que par le plus de caséum et la moins grande quantité de crème qu'il contient. Le fromage frais et non salé, fait avec ces différents laitages, est aussi permis et très-agréable.

ALIMENTS TIRÉS DU RÈGNE VÉGÉTAL.

Les végétaux doivent être associés aux substances animales, pour varier nos aliments, satisfaire nos goûts, notre appétit et balancer l'action trop nutritive de la nourriture animale.

À la tête de ces substances alimentaires, sont les graines alimentaires, celles particulièrement qui fournissent le pain, cette nourriture de presque tous les peuples de la terre. Le froment qui fait le bon pain, doit cette précieuse qualité à la plus grande quantité de gluten qu'il contient. L'orge et le seigle fournissent un pain moins réparateur, moins levé, plus humide et d'une digestion beaucoup moins facile. A côté du pain se trouve le riz, excellent aliment, nourriture exclusive de beaucoup de populations robustes. Viennent le gruau, le maïs, la pomme de terre et sa fécule, les pâtes, telles que le vermicelle, le macaroni, la semoule, etc., préparés sans safran ; mais il faut se défier du tapioca, de l'arrow-root, du sagou, du salep et de toutes ces fécules plus ou moins falsifiées. Les marrons et les châtaignes, dont les personnes en santé pourront faire usage, seront rarement permis aux malades et seulement en purée ou cuits à l'eau.

Les haricots et les pois verts, les lentilles et les purées de ces légumes, l'artichaut, le salsifis, le chou-fleur, le potiron, les raves, navets, betteraves, topinambours, concombres, carottes, asperges, épinards, oseille, chicorée, laitue pommée ou romaine, la mâche, sont permis au maigre ou au gras, mais jamais à l'huile ou au vinaigre.

On défendra rigoureusement les tomates, les champignons, les oignons, les poireaux, la ciboule, l'échalote, l'ail, le persil, le cerfeuil, le laurier, le verjus, les cornichons, les câpres, le cresson, le serpolet, le thym, les capucines, l'estragon, le girofle, le genièvre, gingembre, civette, moutarde, poivre, raifort, thon mariné, truffes, vanille, viandes fumées, salées, charcuteries, ainsi que toutes les substances aromatiques.

Les aliments soit au gras, soit au maigre, seront préparés sans autre assaisonnement que le beurre ou l'huile très-purs, le lait, le sucre et le sel, ce dernier en très-petite quantité. Avec ces simples assaisonnements, on pourra servir des mets toujours salutaires et tout aussi variés.

Je ne terminerai pas ce chapitre sans parler du café au lait, si en usage et cependant si nuisible. La médecine urologique le proscrit sévèrement ; elle ne le tolère qu'aux personnes d'un âge avancé qui en ont abusé toute leur vie : encore devront-elles en diminuer la force et la quantité.

Le cacao remplacera très-avantageusement le café ; doué d'une saveur agréable et de qualités très-réparatrices, il dédommagera amplement celui qui renoncera au café : on le préparera soi-même, ou mieux on en fera faire un chocolat par le confiseur, qui n'y ajoutera que du sucre : c'est le chocolat pur ou homœopathique. On ne fera jamais usage du chocolat ordinaire, vanillé ou qui contient d'autres aromates : le chocolat pur sera toujours préféré ; il est aussi agréable que réparateur ; il n'est point excitant, et il sera bientôt le déjeuner le plus recherché et le plus répandu.

LES FRUITS.

Aussi nombreux que variés, les fruits sont un des plus riches présents du ciel; ils sont pour la plupart aussi salutaires qu'agréables; mais l'excès pourrait vous rendre nuisibles même les plus savoureux.

Le melon et la pastèque, si agréables et si désaltérants, seront cependant rarement permis aux personnes qui souffrent dans les voies digestives : c'est dire assez que les autres malades doivent en être très-sobres.

Parmi les autres fruits, les fraises, les framboises, seront particulièrement recherchées, mais sans addition de vin ni de liqueurs.

Les cerises et leurs diverses variétés, les groseilles, les prunes, les pruneaux, les abricots et les pêches, sont permis. Le raisin, le plus savoureux des fruits, est aussi le seul dont on pourrait presque faire excès sans danger.

Les figues, les dattes, le fruit de l'arbousier, la jujube, les mûres, les poires, les pommes, les oranges bien mûres, les nèfles, les coings, etc., tous ces fruits cuits ou crus sont permis. Il en est de même des compotes, des marmelades et des confitures de ces fruits seulement au sucre, ainsi que les glaces de ces mêmes fruits, sans aucun parfum. Mais les citrons, les amandes, les noix et les noisettes dont les personnes en santé pourront faire usage, seront défendus dans bien des cas de maladie.

On le voit : tout ce qui n'est point alimentaire, tout ce qui est irritant, tout ce qui peut troubler les fonctions organiques, allumer la fièvre, perdre la santé, est sévèrement interdit

du régime. Avec le beurre, le sucre, le lait,
l'huile très-pure, point ou fort peu de sel, on
peut préparer tous les mets, servir une table
plus succulente et tout aussi somptueuse.

La richesse n'est point heureusemént la
condition favorable à la santé : la médiocrité
l'est bien davantage. Ce n'est point parmi les
millionnaires ni les gens du monde, que l'on
trouve des centenaires : c'est parmi les hommes
sobres, laborieux et continents. Quiconque
recherche les jouissances de la table et des
sens, ne trouve que la satiété et la maladie. Je
me sens abattu, affaissé, dites-vous? Soyez
sobre et chaste, et vous vous relèverez. J'é-
prouve des langueurs, des dégoûts, de l'inap-
pétence? Faites diète et l'appétit reviendra.
Moins vos aliments seront assaisonnés et plus
ils seront salutaires ; moins ils seront variés
et moins vous mangerez ; moins vous charge-
rez l'estomac et mieux il digérera : et la bonne
digestion d'aliments doux faisant le bon chyle,

le bon chyle faisant le bon sang, le bon sang fera la bonne santé.

Du lait, du pain, quelques légumes, des fruits et de l'eau pure devraient suffire aux sujets disposés à la pléthore et aux congestions. Que d'hommes robustes se nourrissent seulement ainsi et parcourent une longue carrière ! D'autres, à l'estomac plus actif, au corps plus débile, à l'assimilation moins parfaite, auront besoin d'un régime plus animalisé. Le poëte Érasme, devenu vieux, avait demandé une dispense pour les jours maigres. « J'ai l'âme catholique, disait-il au saint-père, mais l'estomac protestant. » D'autres, et c'est le plus grand nombre, combineront dans une sage mesure les viandes et les végétaux, en observant toujours les règles sévères de la sobriété.

On mange trop : tel est le reproche qu'on ne cesse, mais inutilement, d'adresser aux gens du monde. Le dîner tue la moitié de

Paris, disait Montesquieu, et le souper fait succomber le reste. Plus savamment préparés, et par conséquent plus excitants, les repas d'aujourd'hui sont peut-être encore plus coupables.

Voyez ces êtres chargés d'embonpoint, ces figures vultueuses et empourprées, ces esclaves de la bonne chère et du bon vin. C'est l'apparence de la plus belle santé, direz-vous. Oui; mais c'est aussi l'approche de la maladie : c'est la goutte, les embarras des voies digestives et respirantes; ce sont des congestions qui se préparent, c'est l'apoplexie menaçante : inévitable punition de l'intempérance! Combien d'hommes opulents et adonnés à la bonne chère se couchent après un long repas pour ne plus se réveiller! A Sparte, on réprimandait les hommes sensuels et chargés d'embonpoint. Aujourd'hui, pour les corriger il suffirait de mettre sous leurs yeux les innombrables victimes de l'intempérance. Tout s'efface sous ces

monstrueux embonpoints, la santé, l'intelligence et le cœur; tout disparaît pour ne laisser qu'un cadavre infiltré.

Il y a toujours danger de manger trop et
jamais de manger moins; ce que l'on prend
de trop et de trop nourrissant opprime et diminue les forces au lieu de les relever. Les
aliments trop réparateurs, ainsi que les vins
généreux, en déterminant des pléthores sanguines et des congestions, creusent le gouffre
de la vie. Les hommes qui ont poussé loin leur
carrière furent remarquables par leur fruga-
lité. Un médecin, moribond depuis l'âge de
vingt ans, vécut jusqu'à quatre-vingts ans en
se tenant toujours en appétit. Un autre vécut
jusqu'à cent dix ans par le régime et la diète
à propos. Si j'eusse été, dit Cornaro déjà cité,
doué d'une constitution robuste, j'aurais pu
vivre jusqu'à cent vingt ans; mais je n'espère
guère dépasser un siècle. En effet, cet homme
prudent s'éteignit à l'âge de cent cinq ans, sans

souffrance, comme dans l'évanouissement d'un doux sommeil.

La sobriété et la diète à propos, tels sont les plus puissants parmi les moyens d'écarter de soi la souffrance, de conserver un corps dispos, une âme libre, et de vivre agréablement et longtemps.

DES BOISSONS.

C'est par le secours de l'eau que l'on prolonge, durant un siècle entier, des jours dont nulle infirmité ne trouble le cours fortuné.

(Le docteur DE LAUNAY.)

III

Aussi nombreuses que variées, les boissons ne devraient être destinées qu'à étancher la soif, et l'eau, que la nature nous offre en si grande abondance, est aussi la meilleure et la plus salutaire. Elle se trouve partout. Elle vaut infiniment, dit un proverbe espagnol, et elle coûte peu. Elle est la seule boisson des peuples non civilisés, et l'exemple de force et de vigueur de ces peuples, la vie généralement longue et exempte de maladie des personnes abstèmes, devraient bien ouvrir les yeux de ceux qui croient le vin indispensable à la vie.

Ce n'est que la civilisation qui a imaginé et multiplié les boissons fermentées, pour relever un instant l'organisme languissant et aussi pour satisfaire à nos besoins d'excitation et de sensualité. Mais, loin d'apaiser la soif, ces boissons l'accroissent davantage; loin d'augmenter les forces, elles les épuisent; leur usage même modéré irrite et amoindrit; leur excès dégrade et dissipe la raison. Les boissons spiritueuses font succomber prématurément un plus grand nombre de sujets que toutes les maladies-réunies. Combien d'hommes jeunes et robustes sont emportés par leur usage même modéré! Combien d'hommes âgés, au contraire, doivent à l'usage de l'eau leur verte et saine vieillesse! Un paysan, nommé Michel Kiavelkis, du gouvernement de Vilna, vient de mourir à l'âge de cent trente-sept ans, dix mois et onze jours. Ce vieillard ne but jamais que de l'eau; il épousa plusieurs femmes, et il laissa trente-deux enfants, dont plusieurs, soumis au même régime, sont plus ou moins centenaires. Beaucoup de personnes ont connu à Paris un vieillard de cent quatorze ans, M. de la Quersonière, qui, depuis soixante ans, vivait dans la tempérance et l'usage de l'eau. Les buveurs d'eau, dit le docteur Réveillé-Paris, sont en général bien portants et ils vivent longtemps. Cependant il serait rigoureux de proscrire l'usage modéré du vin aux personnes en santé. La médecine urologique l'accorde aussi, mais en petite quantité et mêlé avec beaucoup d'eau, aux malades qui en ont contracté l'habitude dès l'enfance; elle le permet aux vieillards; elle l'accorde pur aux personnes accoutumées à l'eau-de-vie; mais elle les prive entièrement de cette dernière et brûlante boisson. Elle le défend entièrement aux enfants, aux jeunes malades et dans toutes les maladies aiguës. En général, les personnes d'un tempérament sanguin doivent redouter le vin, dans la crainte des maladies inflammatoires qu'il favorise à un haut degré. Les hommes bilieux et atrabilaires en éprouvent une irritation intestinale qui influe sur tout leur organisme. Les personnes très-irritables et nerveuses feront bien de s'en abstenir; il nuit à celles qui mènent une vie sédentaire; il abat, il épuise les êtres faibles; il dispose les hommes robustes aux congestions; il produit la goutte, les douleurs, les irritations, les infirmités de toutes sortes; il ne devrait être permis qu'à l'homme de peine et encore avec beaucoup de modération.

La bière, si elle était composée convenablement et qu'elle ne fût pas trop spiritueuse, pourrait être permise aux personnes en santé;

mais les diverses substances qu'on y introduit pour la rendre plus agréable et plus enivrante, obligent de la défendre particulièrement aux malades.

Le cidre, le poiré ou la piquette sont des boissons fermentées, incompatibles avec les médicaments dont elles neutraliseraient l'action par l'acide prononcé qu'elles renferment; mais comme elles sont une grande ressource dans quelques contrées, les personnes en santé et dont la vie est active pourront en continuer l'usage avec modération.

Les seules boissons que la médecine urologique permette avec le vin qu'elle tolère quelquefois, sont : l'eau pure ou panée ou mêlée avec autant de lait; une décoction de riz ou d'orge légère, un peu sucrée; quelquefois même de l'eau mêlée avec du jus de framboises, de groseilles ou de cerises. Mais les boissons sirupeuses, aigrelettes ou acides, les limonades, les décoctions, infusions, eaux minérales et autres boissons qui ne sont point indiquées dans ce chapitre, doivent être évitées avec un grand soin par le malade.

Après avoir parlé du vin et des boissons fermentées, il serait inutile de dire le danger des liqueurs spiritueuses. Ceux qui pourraient ignorer les funestes effets de cette excitation alcoolique, pourront en être détournés par l'aspect repoussant de ceux qui s'y livrent. L'excès des boissons fermentées tue toutes les joies paisibles et fécondes du foyer domestique; elles jettent le malheureux qui s'y livre dans un isolement stupide et féroce; elles le condamnent à toutes les misères et à toutes les servitudes de l'animalité.

LE CAFÉ ET LE THÉ.

Quoi, le charme de sentir est-il si grand
que nous ne puissions rien prévoir !
(BOSSUET.)

IV

Le café et le thé, ces infusions si agréables et si répandues, ces boissons qui impressionnent si vivement le palais et l'organisme, comment les défendre? Le café communique une excitation agréable à tout notre être, il porte la flamme au cerveau, le délire dans le cœur;

il fait jaillir en foule de joyeuses idées ; c'est la boisson intellectuelle par excellence, comment s'en priver ? Sans doute, le café donne tout cela ; son infusion semble révivifier un instant l'esprit et le corps ; mais à cette fébrile et courte excitation, à cette flamme passagère produite par la fève arabique, succède bientôt l'abattement, l'épuisement, le froid du corps et de l'âme. Une heure après le café, on devient lourd, triste et morose, et l'on a recours à de nouvelles infusions, on en prend jusqu'à ce que l'estomac, usé, enflammé, ne puisse plus rien supporter. C'est l'éternelle protestation de l'organisme contre tout ce qui trouble, agite et accélère la vie. Qu'on dise que Voltaire et Fontenelle firent un grand usage du poison lent et vécurent longtemps, nous le savons ; mais à côté de ces hommes qui furent pour tout le reste sobres et tempérants, et qui eussent vécu plus longtemps sans le café, combien de milliers d'hommes sont victimes de cette décoction excitante, véritables poison pour tous. Le café fatiguait cruellement J.-J. Rousseau ; il accablait Zimmermann ; il use vite ceux qui lui croient des qualités bienfaisantes ; il irrite, il échauffe, il agite le système nerveux, déjà si surexcité dans nos grandes villes ; il avive le feu gastrique, enflamme le sang et dévore l'organisme. C'est derrière la tasse de café, s'écrie Hahnemann, que se cache l'onanisme, ce monstre hideux, exécration de l'humanité, source de sa dégradation! Mais déjà son usage se restreint ; on commence à en comprendre le danger, et le café au lait, par les maladies des voies digestives et les pertes blanches abondantes qu'il occasionne aux femmes, n'est déjà plus le déjeuner à la mode.

TABAC.

Partout l'homme cherche à exciter ses organes, comme s'il était pressé de consumer
le peu de jours que la nature lui accorde.

(ALIBERT.)

V

Poison énergique, le tabac est cependant devenu l'un des plus impérieux besoins de notre époque affaiblie et blasée. On fume, on prise, et, pour alléger le poids du temps, on va même jusqu'à mâcher cette substance âcre et corrosive. Semblables à ces Orientaux qui

cherchent stupidement dans l'opium et le has-
chih des rêves et des hallucinations, nous demandons imprudemment au tabac et aux liqueurs fortes l'oubli passager de l'ennui et de
nos misères. Et, nos peines se ravivant avec la
vie, nous recourons au tabac ainsi qu'à de
nouveaux excitants, jusqu'à ce que la sensibilité, l'intelligence et les qualités affectives
s'émoussent et se perdent entièrement. C'est
ainsi que l'oubli des maux par le tabac et les
liqueurs ne se fait qu'aux dépens de la raison,
de la santé et de la vie, qu'ils accélèrent et
qu'ils épuisent. Torpeur accablante, perte de
l'intelligence, ramollissement du cerveau, idiotisme, affections de la moelle épinière, paralysie des membres inférieurs, goutte, gravelle,
calculs, maladies des reins et des voies urinaires : le tabac, par son poison énergique, la
nicotine, engendre toutes les souffrances, toutes
les maladies. Que l'homme d'esprit s'en dé-
livre : il est le tombeau de la pensée. Que

l'homme du monde et particulièrement le malade se défassent de cette habitude, dussent-ils se consumer quelque temps dans la privation, qu'ils s'en séparent à tout prix ; et la santé reviendra, et l'abattement et le dégoût de la vie feront place à l'énergie et à la noblesse d'une vie forte et sobre.

MILIEU ATMOSPHÉRIQUE.

> Il faut à l'homme et aux animaux certaines variations dans l'atmosphère qui en changent la disposition et par conséquent les effets.

VI

Plus encore que les aliments l'air est indispensable à la santé et à la vie. Nous ne mangeons que deux ou trois fois par jour; nous respirons sans cesse jour et nuit.

C'est par la respiration que le sang se revivifie, se perfectionne ou s'appauvrit; c'est

par le sang que le corps se modifie, que la
santé se conforte ou s'affaiblit. Avec un air
pur : des poumons sains, un sang généreux,
le libre développement des organes, une santé
forte. Avec un air vicié : la maladie des poumons, l'appauvrissement du sang, la débilité
des organes, la décoloration et l'affaiblissement du sujet.

Rechercher autant que possible un air pur
et parfaitement oxygéné, afin d'en saturer ses
poumons ; aérer son habitation et ne point
en calfeutrer les portes et fenêtres avec des
bourrelets ; ouvrir ses fenêtres dans les nuits
chaudes de l'été, et toutes les fois que la température le permettra, pour dormir au milieu
de l'air vital, respirer un air frais, respirable
et réparateur, et se réveiller fortifié.

Éviter soigneusement les grandes réunions
où l'atmosphère, viciée par l'haleine de tous,
altérée par la poussière et la combustion des
flambeaux, n'est plus respirable. C'est dans

ces appartements hermétiquement fermés, surchauffés et privés d'oxygène, que la phthisie exerce ses ravages.

Que le malade évite les émanations malfaisantes, les odeurs fortes et les parfums ; qu'il sache que c'est parmi les marins, les agriculteurs et tous ceux qui vivent au milieu d'une atmosphère pure et salubre, que l'on trouve les hommes les plus robustes et les plus âgés ; qu'il sache enfin que c'est en respirant un air aussi pur que possible, cet élixir vital par excellence, qu'il relèvera ses forces, favorisera le traitement et assurera la guérison.

APPARTEMENTS.

Qu'on évite l'humidité et l'obscurité ; ce
sont les ennemis domestiques les plus à
craindre.

(RÉVEILLÉ-PARISSE.)

VII

Exposées au levant ou au midi, vastes et
élevées d'un étage ou deux au-dessus du sol,
ventilées par de nombreuses ouvertures, par
de grandes fenêtres, beaucoup d'air, beaucoup de lumière, le plus de soleil possible,
telles devraient être les habitations des hom-

mes ; mais la fortune et les nécessités sociales permettent rarement de choisir ; trop souvent elles nous condamnent à vivre dans des logements étroits, des rez-de-chaussées humides, privés d'air, de lumière, ou des chambres sous les toits et soumises aux températures excessives. Dans ces conditions, même les moins favorables, avec de l'intelligence, des soins et des précautions, le renouvellement de l'air, la propreté, du feu à propos, un arrangement harmonieux de toutes choses, on pourra modifier sa demeure, la rendre salubre, et en faire un séjour de repos et même de félicité. Nous l'avons dit, la fortune n'est favorable ni à la santé ni à la longévité. Moins les plaisirs coûtent, mieux ils valent. La modération, le travail, la simplicité, la sagesse, voilà les véritables sources de la santé et du bonheur. Cependant, lorsqu'il sera possible d'éviter le nord et l'humidité, de trouver un peu de soleil, on s'empressera de le faire. Où le soleil ne pénètre pas, dit le proverbe, le médecin entre. Source abondante de chaleur et de vie, le soleil est la puissance plastique par excellence ; il relève, il reconstitue l'être affaibli ; il arrète, il suspend la maladie ; il favorise le traitement ; il produit des miracles de guérisons.

CLIMATS.

Les maux les plus graves, qui naissent de l'insalubrité du climat et du pays, diminuent toujours par nos précautions.

(Le docteur VARRON.)

VIII

A l'exemple de quelques riches malades, tourmentés du besoin de se déplacer, conviendra-t-il d'aller passer son hiver en Italie ou sur les côtes de Provence? Nous ne le pensons pas. La privation du chez soi, la vie d'auberge, la chambre meublée, le voyage souvent très-pénible pour le malade affaibli, nous font un devoir de dire non. A moins d'une insalubrité extrême, on peut vivre, guérir et vivre longtemps partout. Cependant l'air pur des campagnes, les bords de l'Océan sous un climat doux, seront toujours favorables à tous les êtres profondément débilités et particulièrement à ceux qui souffrent de la poitrine.

Ma santé, profondément altérée par quarante années d'une pratique médicale pénible et soutenue, m'obligea de prendre du repos. Je quittai Paris et j'allai m'établir à La Rochelle, afin d'y trouver l'air ainsi que le calme nécessaires à mon rétablissement. Nous y passâmes l'hiver de 1853 à 1854 : cet hiver-là fut très-rigoureux partout, même sur les côtes de la Provence ; il ne le fut point à La Rochelle : nous n'eûmes à y supporter que quelques jours d'un faible froid tempéré par la lumière et la chaleur d'un soleil vraiment méridional.

La position de ce petit pays, sa configuration, la sécheresse de son sol, son état magnétique, le soleil longtemps sur l'horizon, l'influence de l'Océan, les vents du large, la rareté et la faiblesse des vents du nord expliquent la douceur de sa température et son action bienfaisante sur la santé.

Rétabli par cette purifiante atmosphère, je visitai les hôpitaux, j'interrogeai les médecins, et nulle part, sur ce sol caressé par l'écume blanchissante de l'Océan, je ne trouvai trace de ces affections consomptives qui dévorent les habitants des grandes villes.

Pourquoi la médecine et la mode, ces tyranniques enfants de l'erreur et du préjugé, envoient-elles encore leurs malades sur les côtes méditerranéennes, tandis que, à peu de distance de Paris et de Londres, sur les côtes de l'Aunis, au sein d'un air pur et des senteurs de l'Océan, il serait si facile de trouver les éléments nécessaires à cette harmonie de la santé, du corps et du cœur, si désirables, et en réalité, si au-dessus de tous les autres biens ?

Que le malade, fatigué des brouillards et des bruits discordants de la machine sociale, aille donc s'établir près de La Rochelle ; qu'il cherche une demeure à Saint-Maurice ou à La Leu, à Aytré ou à Angoulin, ces jolis villages baignés par l'Océan ; et s'il n'y trouve pas une villa élégante, ce rêve des riches habitants des villes, il y trouvera facilement une habitation au soleil, pénétrée par les émanations des végétaux et de l'Océan ; il y trouvera d'excellents aliments, et surtout ce laitage si bon dont il fera sa nourriture et qui fera sa santé.

Favorisé par un traitement puissant, au sein d'un milieu hygiénique aussi favorable, le malade sentira bientôt ses infirmités disparaître, ses forces se relever, l'esprit se ranimer, la raison se fortifier, la sensibilité, le sentiment, les joies de l'affection et de l'espérance lui reprendre au cœur. Air pur des campagnes, exercice, travail selon ses forces, vie paisible, contentement de soi et des autres, simplicité, alimentation saine, émanations, dégagements phosphorescents de l'Océan, que vous êtes puissants! combien vous possédez de vertus! C'est vous qui dissipez la maladie, qui relevez les forces morales et physiques, qui faites savourer l'existence et les moyens d'exister; c'est vous qui donnez le calme de l'âme, qui dissipez les passions, éloignez le calice d'amertume et faites des heureux! O l'agréable! ô l'innocente vie! disait Pline; ô mer! ô rivages! que vous m'inspirez de nobles pensées! Combien votre paisible séjour est préférable aux grandes villes, aux palais et aux plus illustres emplois!

C'est à la campagne qu'il faut aller pour améliorer sa santé, jouir de l'existence et prolonger sa vie. L'air y est si bon, la nature est si belle, le ciel est si favorable à la paix de

l'homme, on y puise une si grande abondance de vitalité, qu'à moins de passions contraires, on se sent bientôt dominé par le
souhait de l'apôtre disant à Jésus-Christ sur la
montagne : Seigneur, dressons une tente et
restons ici !

S'il était possible d'envisager, dans leur ensemble et dans un instant, tous les miasmes,
toutes les émanations putrides, toutes les cor-
ruptions de l'air, de l'eau, des aliments, toutes
les maladies, toutes les contagions, toutes les
sources de souffrances, toutes les contrariétés,
toutes les luttes d'intérêts, de rivalités, d'ambition ; tous les égoïsmes, toutes les hypocri-
sies, toutes les agitations, tout ce qui rend la
vie si fiévreuse, si malheureuse et si courte
des grandes villes, il est bien peu de personnes qui consentissent à y vivre vingt-quatre
heures.

Mais tous les hommes ne peuvent pas se
retirer et vivre à la campagne ; les uns parce

qu'ils ne l'aiment pas, les autres parce qu'une impérieuse nécessité fixe leur existence aux affaires et au travail des grandes villes. Dans ces cas même les moins favorables, que le malade, atteint d'affection chronique, s'arrache le plus possible à la chaîne du travail; qu'il aille à la campagne, ne fût-ce que quelques heures, et quelques lourdes que soient ses peines, ses chagrins, ses misères, l'air pur et parfumé de la végétation, le calme des champs et des bois, pourront les tempérer et les diminuer. Nos jardins dans Paris sentent le renfermé, disait un écrivain spirituel; ajoutons qu'ils sont imprégnés des âcretés du tabac, des odeurs et des miasmes de la grande ville. Aujourd'hui, le luxe, les frivolités, les passions attirent et concentrent la foule dans ces grands centres; bientôt, et par une réaction nécessaire, on retournera demander à la campagne la vitalité, l'activité, l'énergie, le bien-être et la santé. Air pur, soleil, émanations bienfaisantes, travail, occupations variées, agriculture, étude, exercice du corps et de l'esprit, amour de la famille, dévouement, vertus, vous seuls pouvez augmenter nos jouissances, ennoblir notre vie, adoucir et élargir notre condition terrestre.

Dieux ! que ne suis je assise à l'ombre des forêts !
(PHÈDRE.)

VÊTEMENTS.

Le chaud est un ami incommode, et le froid un ennemi mortel.

(BOILEAU.)

IX

Les vêtements seront selon la saison : légers en été, ouatés et chauds en hiver, ainsi que dans les temps froids ; ils ne devront ni comprimer, ni gêner aucune des parties du corps. Ainsi, la cravate, ce collier que portent les

hommes et que bien des scrofuleux sont inté-
ressés à conserver, sera le plus lâché possible.
Le corset, cette coquetterie, ou plutôt cette
barbare coutume des femmes, sera supprimé.
Le corset, ainsi que tous ces appareils ridi-
cules de baleine ou d'acier, inventés pour
masquer les difformités, compriment les organes, gênent la circulation, déforment le
corps et amoindrissent l'humanité. C'est à ces
machines compressives que l'on doit tant de
maladies de la poitrine, du cœur, des organes
abdominaux et particulièrement de la matrice.
Que les femmes jalouses de leur santé s'en dé-
barrassent, et que les jeunes filles en soient à
jamais délivrées.

La coiffure sera commode, légère et à larges
bords en été. Les chaussures seront souples
et élastiques, chaudes en hiver et imperméables
dans les temps humides.

En général, l'ampleur des vêtements, leur
chaleur relativement à la saison ; la simplicité,

la dignité, la commodité de la mise, cette coquetterie du bon goût, seront de puissants auxiliaires au traitement, au retour et au maintien de la santé.

DE L'EXERCICE.

Pourquoi donc tomber de défaillance sur
la route et mettre sa tête dans sa main pour
gémir ? Lève-toi et marche.

(Daniel Stern.)

X

Vivre c'est agir, et nos organes sont faits
pour être exercés. L'exercice imprime à la circulation un mouvement toujours salutaire du
dedans au dehors ; il augmente la chaleur ani-

male, développe et fortifie les muscles et les organes; il donne au corps plus de souplesse, plus d'agilité, plus de force, plus d'élégance, et à la vie plus d'énergie, plus de ténacité, plus de durée.

Le repos excessif, au contraire, l'inaction, la paresse, diminuent la chaleur vitale, affaiblissent les mouvements organiques, engourdissent et font tomber le cerveau, le cœur, les muscles et tout l'organisme dans une inertie pénible, une débilité dangereuse.

Celui qui fait de l'exercice dans la mesure de ses forces, perfectionne ses facultés, ses formes et sa santé. Celui, au contraire, qui vit dans la mollesse et l'oisiveté, s'affaiblit, s'amoindrit et s'affaisse dans la souffrance et la dégradation. Le premier, allègre et dispos, digère et dort bien. Le second, accablé et sans forces,

Brisé par le repos, tourmenté sur des fleurs,

éprouve des insomnies, des digestions laborieuses, des tristesses et le dégoût de la vie. L'un conserve son esprit, sa gaieté, ses forces et sa santé; l'autre tombe dans une torpeur pénible, une tristesse accablante. Au premier, la respiration facile, la coloration, l'agilité, la vigueur et la joie; au second la décoloration, la bouffissure, l'oppression, l'abattement, la tristesse, une dissolution mortelle.

Que le malade atteint d'affection chronique se défie de cette quiétude paresseuse où se complaisent trop souvent ceux qui souffrent; qu'il réagisse de toutes ses forces contre cette indolence corporelle et morale, si trompeuse et si funeste; qu'il sache que le repos excessif et ces mille petites précautions pour se défendre des influences extérieures, loin d'atténuer son état, ne feraient que l'aggraver et le rendre incurable. L'empereur Sévère, sur son lit de mort, disait à l'ami qui soutenait sa tête accablée : J'ai été toute chose et rien ne vaut. Et lorsqu'un officier vint lui demander le mot d'ordre, il fit un suprême effort et dit : Travaillons, *laboremus* !

Le repos nous fatigue plus encore que le travail et l'exercice. L'exercice, mesuré sagement et par degrés, raffermit la vie, lui donne plus d'énergie et la fait couler plus agréablement et plus doucement.

A l'être faible encore, l'exercice passif, la voiture, le bateau, le cheval ; à l'être plus fort, la marche, la course, le saut, la natation, la culture des jardins, le jeu de paume et tous les exercices gymnastiques, jusqu'aux plus violents.

C'est par le travail et l'exercice, cette fatigue journalière ; c'est par de bonnes promenades à la campagne, gaiement et sans aucun but ; c'est par la culture ou autre travail au grand air, réglé, mais habituel, que le malade retrouvera le calme, l'appétit, le sommeil et la santé.

> S'occuper, c'est savoir jouir;
> L'oisiveté pèse et tourmente.
> L'âme est un feu qu'il faut nourrir,
> Et qui s'éteint s'il ne s'augmente.
>
> (VOLTAIRE.)

LE SOMMEIL.

Il n'y a rien que les hommes aiment mieux
à conserver et qu'ils ménagent moins que
leur propre vie.

(LA BRUYÈRE.)

XI

Le sommeil, ce repos de la nature, ce néant apparent où la vie se ranime, où toutes les fonctions s'accomplissent, la digestion, la respiration, la circulation ; le sommeil, ce réparateur de nos forces épuisées, doit être réglé avec le plus grand soin.

Trop prolongé, il affaiblit, il appesantit le corps et l'esprit; trop court, il ne répare plus assez, et des excitations sourdes et fébriles détruisent bientôt la santé.

Se coucher de bonne heure, dormir sept ou huit heures et se lever matin devrait être la règle des personnes jalouses de conserver leur santé.

Mais dans nos grandes villes, où tout est bouleversé, on viole le silence des nuits, on se couche à l'heure où il faudrait se lever et l'on dort le jour de ce sommeil fébrile qui ne soutient plus, qui ne relève plus les forces, qui laisse les organes se détériorer et dispose aux plus graves accidents.

Que le malade évite avec soin les veilles prolongées; qu'il sache que le sommeil de la première partie de la nuit est le plus agréable et le plus réparateur; qu'il est aussi le plus puissant moyen de ralentissement, de restauration et de conservation de la vie. Le sang se rafraî-

chit, le cerveau se repose, les souffrances physiques s'éteignent, les peines de l'âme s'éloignent, l'organisme se relève, l'espérance revient au cœur, sous l'influence de ce sommeil
selon la nature et les lois de la santé.

Une chambre vaste et bien aérée, s'il est
possible ; un lit sans rideaux et plutôt dur que
mou ; une température plus fraîche que chaude,
afin d'avoir toujours un air respirable et vivi-
fiant ; des couvertures selon le besoin, la tête
élevée, point de vêtements capables de gêner
la circulation ; l'estomac libre ; les autres besoins de la vessie et de l'intestin satisfaits ;
l'esprit en paix : et le sommeil sera ce qu'il doit
être, le restaurateur de nos forces, le modéra-
teur de la vie et le gardien de la santé.

DES BAINS ET DES AFFUSIONS

D'EAU FROIDE.

La propreté entretient la libre transpiration: elle renouvelle l'air, rafraîchit le sang, et porte l'allégresse même dans l'esprit.

(VOLNEY.)

XII

L'usage des bains exerce sur la santé une grande influence, par la propreté et les fonctions de la peau qu'ils favorisent à un haut degré; mais il faut se garder d'y entrer étant

échauffé par la fatigue et lors du travail de la
digestion.

Les bains tièdes et chauds rendent la peau
très-impressionnable aux influences atmo-
sphériques; ils sont débilitants et ne doivent
être employés que comme moyen de propreté.

Plus salutaires par leur action tonique et
les réactions qu'ils soulèvent, les bains froids
ne seront cependant permis que par le médecin.

Il n'en sera pas ainsi des affusions d'eau
froide sur tout le corps. Conseillées à propos,
elles remplaceront efficacement les bains et
même les moyens hydrothérapiques, par cette
puissante dérivation qu'elles opèrent sur la
surface entière de la peau, ainsi que par l'é-
nergie et le bien-être qu'elles procurent à ceux
qui savent s'y soumettre.

Sortir de son lit le matin de bonne heure,
se mettre nu dans un baquet, plonger une

éponge dans un seau d'eau froide, s'inonder depuis le sommet de la tête et à plusieurs reprises en se frictionnant violemment; s'essuyer ensuite, se vêtir chaudement, sortir et marcher ou se livrer à une gymnastique capable de ramener la chaleur en favorisant la réaction : tel est le moyen, le puissant moyen de rendre l'énergie, la souplesse et la force à toutes ces existences affaiblies par la maladie, les excès ou le séjour des grandes villes.

Par la soustraction de calorique qu'elle opère à la surface du corps, l'eau froide d'abord refroidit; mais à cet effet primitif succède bientôt l'effet contraire : l'organisme, provoqué par l'eau froide et par l'exercice, déploie une grande énergie de réaction, de chaleur et de vie du centre à la périphérie. La peau rougit, les organes internes se dégagent, la circulation externe devient plus énergique et la respiration plus vive. Il se produit une opération de revivification et de

stimulation externe très-favorable au traitement et à la résolution des maladies chroniques.

A la portée de tout le monde, les affusions
froides faites le matin, mais seulement le
matin en se levant, remplaceront très-avantageusement toutes ces méthodes hydrothérapiques, qui ne sont point toujours favorables,
parce qu'elles ne sont pas toujours faites à
leur temps. L'organisme ne répond bien à
cette provocation de l'eau froide que le matin
après le repos de la nuit.

C'est particulièrement contre les affections
catarrhales, les rhumatismes, les altérations
de la voix, beaucoup d'affections des voies
respirantes et digestives, les scrofules, l'albuminurie, les débilités en général, et la plupart
des névroses, que ce moyen hydrothérapique
sera puissant.

Faites le matin, mais seulement le matin
et en toute saison, ces affusions froides, bien

conseillées, soulèveront toujours et partout de puissantes et salutaires réactions.

Véritable fontaine de Jouvence, l'eau froide rajeunira le vieillard, embellira la jeune femme, développera les enfants, rendra la vigueur aux infirmes, fortifiera l'homme affaibli et donnera au malade plus d'énergie physique et morale, plus de certitude de guérison.

Le vieil Antée, quand il se sentait défaillir, n'avait qu'à toucher la terre pour retrouver ses forces. Malades de tous les âges, recourez à l'eau froide pour redevenir plus forts et plus courageux. Avec l'eau froide, plus de sueurs débilitantes, plus de frissons, plus de faiblesses, plus de chambres surchauffées, de vêtements trop épais, plus de boissons chaudes et énervantes, plus de ces parfums, de ces teintures, de ces cosmétiques inventés par le charlatanisme et la sottise aux dépens de la jeunesse et de là santé. Avec l'eau froide,

18.

l'énergie reviendra, et vous pourrez supporter la fatigue, le bruit, les intempéries de l'air comme les contrariétés de la vie, sans vous trouver mal.

DES EXCRÉTIONS.

Ni les dons ni les coups de la fortune n'é-
galent ceux de la nature, qui la surpasse en
rigueur comme en bonté.

(VAUVENARGUES.)

XIII

Les excrétions servent à la dépuration du
sang, au soulagement des organes, au maintien de la santé. Les urines, la défécation, la
transpiration et les fonctions de la génération
doivent seules ici nous occuper.

EXCRÉTION DES URINES.

Préparée par les reins et conduite dans la vessie pour être expulsée au dehors, l'excrétion des urines, surtout, doit être surveillée avec soin : la négligence des moyens hygiéniques relatifs à cette fonction pourrait être suivie des plus graves accidents.

Ainsi, il ne faut pas retenir ses urines trop longtemps dans la vessie, ni satisfaire ce besoin imparfaitement. Les personnes disposées aux affections des voies urinaires doivent fuir les circonstances qui pourraient les empêcher d'obéir à cette impérieuse nécessité. Ambroise Paré eut mille peines à sauver de la tombe un jeune homme qui se mourait, dans les tortures d'une rétention, pour avoir résisté trop longtemps à la satisfaction de ce besoin. Tycho-Brahé mourut d'une rétention d'urine, pour s'être retenu en accompagnant à la promenade le roi de Hapsbourg. Les médecins sont chaque jour appelés à secourir les victimes de cette maladie. La rétention produit les plus graves désordres et trop souvent la mort.

Lorsque le besoin d'uriner commande, il est essentiel d'obéir au plus tôt, et lorsque des circonstances s'y opposent, il faut encore chercher les moyens de concilier les convenances avec la nécessité. L'abbé Bastiani dînait à la table de Frédéric II, lorsque, saisi par un besoin impérieux d'uriner, il fut obligé de se lever pour aller le satisfaire. « Où allez-vous, l'abbé ? lui dit le roi. — Sire, je suis douloureusement pressé. — Imitez mon exemple, lui dit Frédéric. — Ah ! sire, lui répondit l'abbé, c'est que tout est grand chez Votre Majesté, jusqu'à la vessie ! » Le roi rit beaucoup et dé-

clara qu'il valait mieux se soustraire aux con
venances que de s'exposer à un danger sérieux.

C'est particulièrement lorsque l'on est dis-
posé aux maladies des voies urinaires qu'il
faut satisfaire promptement à ce besoin ; l'exercice, la continence, ainsi qu'un régime doux,
sont les moyens les plus favorables à l'excrétion facile et si importante des urines.

Mingere cum bombis, res est saluberrima lumbis.

DE LA DÉFÉCATION.

S'il est nécessaire d'observer avec soin ses
urines , il n'est pas moins utile de surveiller
les matières alvines, ce dernier produit de la
digestion.

Les excrétions du bas-ventre ne se composent pas seulement de la partie non nutritive des aliments ; elles se composent aussi d'une foule d'humeurs dont le défaut d'harmonie fait le désaccord des fonctions et de la santé.

Ainsi, des selles liquides et mal élaborées sont le résultat d'un état morbide ; elles conduisent, si elles se prolongent, à la perte des forces, à l'amaigrissement et à la fièvre hectique.

Des selles trop dures et qui ne peuvent être rejetées, gênent la circulation viscérale, déterminent la pléthore ainsi que des congestions cérébrales. Cependant rien n'est absolu dans l'organisme pris dans son ensemble ; rien n'est semblable chez les individus. Les uns sont naturellement resserrés, les autres ont des selles molles, sans altération de santé ; les uns doivent un peu de constipation à l'énergie, à la sécheresse du tube intestinal ; les autres, à plus de relâchement et à la sécrétion plus facile des muqueuses digestives. On a vu des personnes rester longtemps sans aller à la selle et ne s'en point mal trouver. Un chirurgien de marine restait souvent plusieurs mois sans aller à la garde-robe. Ces exceptions, fort rares, prouvent qu'il ne faut point trop s'alarmer d'un peu de constipation. Beaucoup de vieillards ne se portent bien que lorsqu'ils sont un peu constipés. Tout le monde cependant se plaint de la constipation comme d'un mal réel.

En général, des déjections bien formées, molles ou un peu fermes, exhalant peu d'odeur et se faisant une fois en vingt-quatre heures, indiquent que la digestion est complète, qu'elle est achevée, qu'elle est réparatrice, que le tube digestif est dans un bon état et que la nutrition se fait bien.

Mais, pour faciliter cette fonction, n'ayez jamais recours aux purgations, aux pilules ni à tous ces moyens préconisés par le charlatanisme. Les lavements eux-mêmes, quoique moins nuisibles, ne sont pas sans inconvénients; ils affaiblissent les contractions de l'intestin; ils nuisent à la digestion; ils sont d'autant plus dangereux, qu'ils sont médicinaux et irritants. Les lavements ne seront permis que par le médecin.

C'est aux personnes jalouses de conserver leur santé, de vivre d'une manière tellement frugale que l'intestin ne soit jamais trop distendu, qu'il ne soit point irrité et que la liberté du ventre, cette condition de la digestion et de la santé, ait toujours lieu.

La liberté du ventre, c'est la liberté de l'esprit.

DE LA TRANSPIRATION.

La transpiration est un des grands moyens dépuratifs de l'organisme ; son abondance surpasse l'exhalation pulmonaire ; elle excède même parfois celle de toutes les autres sécrétions.

Trop abondante, elle affaiblit ; trop rare, elle ne répond plus aux besoins de l'organisme, et des maladies nombreuses peuvent en être la suite.

Afin de fixer la mesure et le poids de la transpiration, le médecin Sanctorius eut le courage de s'enfermer pendant plusieurs années de suite dans une balance, pesant scrupuleusement ses aliments, ses boissons, ses déjections, ainsi que les autres excrétions. Il

publia, sur ses expériences délicates, un grand
ouvrage qui est devenu le code des médecins
sur la transpiration.

Se vêtir convenablement et selon la saison ;
faire de l'exercice dans la mesure de ses forces ;
suivre un régime doux ; se modérer dans
toutes ses habitudes : tels sont les moyens de
faciliter, de régler la transpiration, l'une des
plus importantes fonctions de la peau et de
l'organisme entier.

FONCTIONS DE LA GÉNÉRATION.

Je m'abandonnais sans mesure à mes plaisirs sensuels, dont l'ardeur, comme une poix
bouillante, brûlait mon cœur et consumait
tout ce qu'il y avait de vigueur et de forces.
(SAINT AUGUSTIN, *Confessions.*)

XIV

Si la vie est courte, si elle est fatalement
bornée, si l'immortalité a été refusée à l'homme
sur la terre, un principe mystérieux conserve
éternellement son espèce, comme toutes celles
de la création : sa race se perpétue par la génération ; le règne orageux des sociétés se

maintient par une passion non moins orageuse qui est l'amour.

L'amour pénètre tout ce qui circule dans la création ; c'est le souffle générateur qui fait frissonner tous les êtres ; il vit dans la fleur comme dans l'insecte ; il est la tendresse de l'oiseau pour ses petits ; il perpétue la jeunesse et la vie ; il anime les mondes ; il vivifie l'univers.

Mais l'amour, à qui Dieu a confié la puissance créatrice, exerce particulièrement sur l'homme son influence, son énergie, sa toute-puissance : jeunesse du cœur, fleur des affections, essence de l'âme, esprit, beauté, jeunesse, raison, devoir, tout est donné à cette illusion qu'on appelle amour.

Nul ne peut se soustraire à sa tyrannique influence : ni la sagesse, ni la philosophie, ni la religion, ni la tempérance, ne peuvent nous préserver de ses atteintes. Il est la plus forte impulsion de la force créatrice ; il est le don suprême de transmettre la vie ; il est aussi la faculté dont l'homme abuse jusqu'à la dépravation.

Fièvre étrange, aspirations sublimes et fangeuses tout à la fois, mélange incompréhensible de sentiments élevés et de désirs grossiers, de tendresse et de fureur, d'espoir et d'inquiétude, d'exaltation et de stupidité, l'amour est un assemblage bizarre de contrastes, d'élévation et d'abaissement, de sagesse et de folie, d'actions sublimes et dégradantes. Passion extrême, illusion de la jeunesse et, en réalité, source de maux, de fureurs, d'emportements et de criminelles actions.

Ne perdons pas de vue la source et le but tout matériel de l'amour ; ne confondons pas cette passion, purement sensuelle, avec l'amour paternel et maternel, avec l'amour filial, avec l'amitié. L'amour paternel et maternel, ces doux prestiges, souvent mêlés d'amertumes, sont les sentiments les plus doux et les plus tendres de la nature : comme l'amitié, rien de sensuel n'en ternit la céleste pureté. L'amour sexuel, au contraire, a ses racines dans l'animalité, son but est la reproduction ; il conduit infailliblement à la satisfaction des sens et à la satiété.

L'amour idéal, ce culte éthéré des âmes honnêtes, n'existe pas et ne peut exister sur la terre ; son flambeau s'allume sans doute à de nobles aspirations, pour s'éteindre bientôt dans les larmes, les regrets et trop souvent dans le désespoir. Coquetterie, jalousies, parjure, perfidie, attentat contre la vie : amour, voilà tes fruits !

> Amour, fléau du monde, exécrable folie,
> Toi qu'un lien si frêle à la volupté lie.
>
> (A. DE MUSSET.)

Pour atteindre son but le plus important, la conservation de l'espèce, la nature nous

entraîne aux rapprochements des sexes par
l'attrait du plus impérieux désir ; mais la civilisation, l'imagination et les oppositions font
souvent de ce désir une passion dévorante ;
ce qui n'est rien dans la liberté sauvage peut
devenir puissant comme la foudre par la compression et les obstacles.

L'amour séduit le plus calme ; il absorbe, il
emporte dans un tourbillon de peines et de
misères nos plus belles années. Il nous pro-
met les plus vives, les plus douces jouissances,
et il ne nous donne que des chagrins et des
larmes. Il nous égare par des sentiers fleuris,
et ces sentiers nous conduisent à l'abîme.
Pour les uns, c'est un sentiment violent, tyrannique ; pour d'autres, ce n'est qu'un accès
de fièvre ; pour d'autres encore, c'est le culte
grossier de la chair et de la beauté, un plaisir,
un passe-temps agréable ; pour tous, c'est une
illusion suivie de tristesse et d'abattement.
Marc-Antoine sacrifie l'empire du monde aux

19.

charmes de la voluptueuse Cléopâtre. Nelson se déshonore en fuyant le combat pour aller baiser l'épaule de lady Amilton.

Nos désirs ne sont trop souvent que des piéges ; à la surface tout est beau ; au fond tout est chagrin ; et sans parler des secousses morales, des folies et des crimes engendrés par cette passion, de combien de maux physiques l'abus de ces plaisirs n'est-il pas suivi ? Nutrition imparfaite, digestion laborieuse, amaigrissement, pâleur, tristesse, sueurs exténuantes, gêne de la respiration, palpitations, anévrismes, douleurs dans la poitrine, le dos, les épaules, phthisie, maladies nerveuses, épilepsie, idiotisme, paralysies, yeux caves et ternes, rides prématurées, affaiblissement de la vue, vertige, ulcères, carie : tels sont les résultats de l'incontinence ; ils sont si graves, qu'ils ne peuvent échapper aux yeux les moins clairvoyants.

Rien ne coûte à l'économie comme l'acte

de la reproduction : en transmettant la vie, on transmet la sienne. La liqueur prolifique est la vie elle-même ; elle vient du cerveau et de la moelle épinière ; elle émane de l'organisme entier ; sa plus petite parcelle, les vapeurs mêmes de cette liqueur contiennent la vie et peuvent la transmettre. Pour les deux sexes, c'est la dépense du fluide nerveux et du principe vital ; c'est la surexcitation et l'ébranlement de l'organisme ; c'est la détérioration de l'être ; c'est la souffrance et la mort, pour quiconque s'y livre imprudemment et sans mesure.

Si l'homme se conformait aux lois de la nature, de la morale et de la santé, ses rapprochements sexuels seraient très-rares ; ils n'auraient lieu que pour la reproduction, et jamais en dehors des liens sacrés du mariage ; ils seraient interdits pour la santé de la mère et de l'enfant durant la gestation et l'allaitement ; ils seraient défendus même dans les plus simples indispositions ; ils seraient proscrits après l'âge de cinquante ans.... Malheureusement il n'en est point ainsi.

Façonné par les mœurs sociales, trompé par ses préjugés et ses plaisirs, l'homme n'aperçoit pas le véritable plan de la nature, et il abuse du plaisir qui devrait être le plus rare. La nature attire les sexes, mais elle punit les excès ; elle fait entrevoir le ciel à la sagesse, elle donne la maladie et la mort à l'incontinence et à la luxure.

Et quand on pense que des hommes, par leur imagination pervertie, se font une nécessité de ces excès ; quand on songe que des êtres maladifs ou d'une constitution délicate se livrent aux spasmes érotiques jusqu'au délire ; quand on voit des hommes âgés, des vieillards aux cheveux blancs, au crâne dénudé, assez imprudents pour se livrer à des plaisirs que la nature leur refuse, on comprend pourquoi tant d'enfants souffreteux et difformes, tant de maladies incurables dans l'âge adulte, tant de morts subites dans la vieillesse.

A cinquante ans, l'homme jaloux de conserver son intelligence et sa santé devrait renoncer à ce dangereux plaisir. La décrépitude, une mort qui dure des années, souvent une mort rapide : telle est la punition de la nature outragée.

> On ne se servira que d'un même flambeau
> Pour te conduire au lit, et du lit au tombeau.
>
> (A. HARDY.)

Malheur à ceux qui cherchent à surexciter des organes usés et flétris dans le changement et la variété des personnes ; les excitations du vice et de la débauche sont toujours punis par l'idiotisme et la caducité.

L'instinct de reproduction est tellement puissant, que très-souvent il s'éveille dès la première enfance et conduit des enfants de cinq à six ans à la funeste habitude de l'onanisme. Que les parents et les instituteurs surveillent les enfants, qu'ils préviennent le médecin ; l'onanisme conduit infailliblement ces petits êtres aux scrofules, à la carie, aux difformités, à l'idiotisme, à la phthisie et à la mort ; et lorsque la mort ne les emporte pas dès les premières années, ces malheureux continuent d'user leur corps et leur intelligence dans la débauche, jusqu'à ce qu'une vieillesse anticipée ou des maladies redoutables viennent terminer une vie dégradée.

Que les malades atteints d'affections chroniques fuient ce dangereux plaisir ; qu'ils évitent à tout prix les excitations, soit physiques, soit morales ; qu'ils éloignent d'eux les livres, les tableaux, les spectacles, qui pourraient exciter des désirs obscènes ; qu'ils réunissent toutes leurs forces contre de dangereuses langueurs. Un régime simple et frugal, le travail et l'exercice souvent poussés jusqu'à la fatigue ; l'occupation continuelle de l'esprit; la volonté, le désir de guérir : tels sont les moyens de résister à de malheureux penchants.

La liqueur séminale est le baume de la vie, elle la donne et la conserve ; autant sa dépense affaiblit, autant sa conservation dans les réservoirs naturels soutient et accroît les forces et la santé. Newton et Pascal furent chastes et continents toute leur vie. Les athlètes condamnaient les organes sexuels à l'inaction. Un jeune homme s'abstenait des plaisirs de l'amour, afin d'apporter plus de tension d'esprit dans ses études, plus d'agilité et de force dans les exercices gymnastiques : la continence lui assurait toujours la victoire.

Soyez continents et vous serez forts : la santé, le bonheur, l'espérance, la joie de vivre, compenseront largement la pri-

vation de quelques plaisirs violents et dangereux.

Virgo libidinosa senem jugulat.

HYGIÈNE DE L'AME.

> Le chagrin dessèche les os et les ronge
> comme un ver ronge les vêtements.
>
> (SALOMON.)
>
> Une grande âme est au-dessus de l'injure,
> de l'injustice et de la douleur.

XV

Formé de deux substances différentes, l'âme et le corps, l'une spirituelle et perfectible, l'autre matérielle et bornée; l'une impérissable et sublime, l'autre sujette aux lois de la matière; l'une tirant son origine des cieux et retournant à Dieu; l'autre engendrée de la terre et retournant au sein de sa mère après une courte apparition, l'homme, ce composé mystérieux d'intelligence et de matière, d'aspirations célestes et d'instincts fangeux, l'homme enfin, ce roi de la création, ne peut jouir, vivre, penser, agir, conserver sa santé et vivre longtemps, que par l'équilibre et l'accord de ces deux principes unis dans une harmonie parfaite.

L'électricité est moins rapide que l'action de l'âme sur le corps : pensée, parole, action, plaisir, tristesse, bonheur ou chagrin, tout vient de l'âme, ce souffle mystérieux qui vient de Dieu et qui retourne à Dieu.

L'action du corps sur les facultés de l'âme n'est pas moins prompte : ainsi l'âme dévie de ses lois dès que le corps s'altère ; elle s'affaiblit quand il se dégrade ; elle sommeille quand il dort ; elle déraisonne dans l'ivresse et les altérations du cerveau ; elle souffre avec le corps ; elle subit invariablement toutes les modifications subies par le corps, tant son union avec l'organisme est intime et par-faite.

Nous ne saurons jamais comment l'esprit et la matière s'unissent, quel rôle chaque fibre, ou quelle partie du cerveau joue dans le mouvement générateur de la pensée, com-ment l'esprit agit sur la matière et réciproque-ment : cette théorie de l'union, ce principe de notre être, nous ne le découvrirons jamais ; une nuit profonde enveloppe les causes de ce grand et profond mystère et les générations passeront sans en savoir davantage.

« L'union de l'esprit et du corps est une merveille, dit saint Augustin, l'homme ne la comprendra jamais, et pourtant cette union est l'homme même. »

Mais sans vouloir subordonner le principe de l'intelligence aux combinaisons périssables de la matière, qu'il nous suffise d'exposer ra-

pidement ces rapports psycho-organiques,
dont la parfaite harmonie fait la santé et l'intelligence.

« Il y a dans toutes nos actions, dit Bossuet,
quelque chose de l'âme et quelque chose du
corps : de là cette nature mixte de l'homme,
ce mélange de misères et de grandeurs infi-
nies ; joies et tristesses, aspirations élevées ou
fangeuses, instinct du bien et du mal, amour
de l'honnête et du beau, générosité, grandeur,
pardon ou bien état affreux de l'âme, fureur,
haine, colère ; l'homme est en proie à plus
de passions que le fond de l'Océan ne contient
de grains de sable ; il s'épure par la vertu, il
se dégrade par les passions, il s'abaisse par
l'irréflexion comme aussi il s'élève par le re-
cueillement et la méditation jusqu'à la pensée
de Dieu.

Cependant, il faut l'admettre, le cerveau est
l'intermédiaire substantiel de l'âme, l'instrument de ses opérations, et plus cet appareil

est développé, plus il est perfectionné, plus aussi les manifestations de l'esprit sont vastes, nombreuses et faciles. Qu'un épanchement se fasse dans le cerveau, et la pensée s'arrête; qu'une maladie survienne à l'appareil de la sensibilité, aussitôt les fonctions cérébrales sont altérées. Il est des moyens anestésiques qui effraient par leur propriété de suspendre la vie. Il est des substances médicinales qui étonnent par l'exaltation qu'elles impriment à la sensibilité. La perfection de l'instrument fait la perfection de la fonction; de là sans doute la différence des intelligences et leur inégalité native. « Quand toutes les âmes, dit Bonnet, seraient parfaitement semblables, il suffirait que Dieu eût établi des différences dans le cerveau pour qu'il y en eût dans les âmes. »

Les esprits naissent inégaux : les uns procèdent avec vitesse, d'autres avec lenteur, les uns sont abondants et féconds, d'autres pau-

vres et défectueux ; les uns sont pourvus d'aptitudes originelles, d'autres vivent sans penchants déterminés ; il est des organisations
privilégiées, d'autres déshéritées ; les premières
péuvent arriver à la gloire, aux honneurs ; les
secondes sont condamnées à l'obscurité. Nul
ne peut créer la trempe de son génie, le génie
vient d'en haut ; cependant l'exemple, l'étude,
la volonté, la réflexion, peuvent activer et per-
fectionner l'esprit le moins avancé, lui faire
goûter les délices de la méditation et l'élever
aux plus hautes vertus.

Loin de nous la pensée d'expliquer nos
penchants, nos passions, nos aptitudes par la
seule configuration du cerveau ; ce matéria-
lisme grossier répugnerait trop à notre raison.
C'est dans son âme qu'il faut chercher l'homme
et non dans ses organes matériels : moralité,
penchants, affection, humanité, devoirs, conscience, tout y repose, tout y est écrit en ca-
ractères sacrés. « Le corps humain, dit Platon,

n'est qu'un instrument harmonieux propre à réfléchir, à imiter, à reproduire les phénomènes de l'âme. »

En plaçant l'homme sur cette terre pour vivre, espérer et mourir, Dieu lui a donné la conscience pour le soutenir et l'éclairer dans les ténèbres de cette vie d'épreuves et de misères. La conscience est le gouvernail de l'âme, le sens du cœur, le foyer des vérités morales, le reflet du principe impérissable qui nous anime ; nous ne la devons à aucune étude ; elle naît avec nous ; Dieu l'a déposée dès le principe dans l'entendement humain. Le juste et l'injuste, le bien ou le mal, le vice ou la vertu sont des sentiments que l'on retrouve chez tous les peuples, depuis l'Esquimaux jusqu'à l'Européen ; depuis l'homme le plus vulgaire jusqu'au plus éclairé.

« L'intelligence peut se tromper, le senti-
« ment peut s'égarer, la conscience ne peut

« fléchir ; c'est l'instinct absolu, incorrupti-
« ble du juste et de l'injuste, du bien et du
« mal, du crime et de la vertu ; instinct su-
« périeur à nos passions mêmes et à nos
« fautes, et qui nous juge même en flagrant
« délit de nos faiblesses ou de nos iniquités. »

(LAMARTINE.)

La conscience humaine a besoin de culture ; éveillez-la toujours dans le cœur de tous ; que les hommes apprennent à voir par la conscience, qu'ils s'habituent à l'interroger et à suivre ses inspirations ; elle est la morale des nations, la justice innée de l'humanité, elle est une émanation de la justice infinie du Créateur. On l'a dit, Dieu et les hommes pardonnent, la conscience ne pardonne pas.

De ces théories sur l'âme humaine, descendons à la pratique de notre courte et mystérieuse existence.

Si nous pouvons fortifier et développer notre corps par le régime, l'exercice et la continence, nous pouvons aussi modifier et transformer notre âme par l'étude, la méditation et la pratique des vertus utiles ; négliger l'un ou l'autre, c'est manquer à la loi morale qui domine la vie. Le corps et l'esprit doivent avoir à nos yeux la même dignité, et nous devons les développer harmonieusement. Nous ne pouvons sacrifier le corps à l'âme et réciproquement, sans troubler l'harmonie de la vie, arrêter sa force et sa durée. Macérer son corps, c'est commettre un crime sans nom ; négliger la culture de son esprit, c'est avilir son être, c'est insulter le ciel. L'homme ne doit être ni l'esclave résigné de la fatalité, ni l'habitant solitaire d'un cloître, tourmentant son esprit et son corps dans une continuelle et inutile pénitence ; l'homme doit aimer la vie, aimer ses semblables, aimer les siens, aimer son foyer ; et pour rendre la vie forte et bonne, il

20.

doit méditer sur les moyens de l'améliorer physiquement et moralement.

La morale consiste non à détruire les passions, mais à les diriger. Que serait un homme sans passion ? Un être inutile à lui-même et aux autres. Supprimez les passions : plus d'excès, il est vrai, mais aussi plus d'animation, plus de mouvement, plus de vie ; faute du souffle des passions, la vie cesserait bientôt de circuler. Mais ces passions qui animent et torturent la vie : l'amour, l'espérance et la crainte, l'ambition, l'intérêt et la gloire, sachons les modérer, les diriger et les faire tourner au profit de notre condition sur la terre. Le bonheur consiste à n'avoir que des désirs dont la satisfaction ne soit point nuisible. Les plaisirs coupables troublent la conscience et déshonorent la vie.

« Ce n'est ni la douleur du corps, ni les
« maladies, ni la mort, mais les agitations de

« l'âme, les passions et l'ennui, qui sont à

« redouter. »

(BUFFON.)

Vous êtes victimes, dites-vous? Et de quoi? De la calomnie? Mais la calomnie c'est l'arme des méchants ; c'est leur tactique habituelle ; c'est le moyen dont ils se servent pour détourner d'eux l'attention.

« Le moyen de rembarrer la calomnie de « ses ennemis c'est de vivre d'autre façon « qu'ils ne sauraient dire et meilleure qu'ils « ne sauraient penser. »

(AMIOT.)

Mais moi, j'aurai vidé la coupe d'amertume
Sans que ma lèvre même en garde souvenir ;
Car mon âme est un feu qui brûle et qui consume
Ce qu'on jette pour la ternir.

(LAMARTINE.)

Vous êtes trompé dans vos affections, trahi par l'amitié : et pourquoi vous en plaindre? le mal que vous souffrez vous vient peut-être de vous. Avez-vous été tolérant ? Avez-vous excusé les fautes, pardonné les faiblesses ?

> Pardonnons sans orgueil les maux qu'on nous a faits,
> Et ne nous en vengeons qu'à force de bienfaits.

Vous avez perdu votre fortune, et vous vous laissez consumer par le désespoir ; vous recueillez vos inquiétudes, vous assemblez vos regrets ; plus de sommeil, plus de repos ; la crainte est dans vos entrailles, la fièvre dans votre sang, et vous mourez pour un peu d'or qu'il faudra toujours quitter un jour ! Hommes insensés ! troublez donc votre vie par l'ambition pour n'offrir un jour aux regards de la pitié qu'un corps décharné et un visage flétri !

Vous avez rêvé le bonheur, et vous vous en voyez déshérité tout à coup; vous avez perdu le seul être qui vous attachait à la vie, et vous vous croyez atteint par une fatale exception! Hélas! ce qui vous arrive n'est-il pas le sort commun de tous? Combien d'hommes ont vu se lever le jour où s'évanouirent leurs plus chères espérances! Combien ont dit : C'est fini, qui se sont ensuite résignés et ont vécu de longues années avec ce malheur dont ils devaient mourir!

Reprenez courage, et vos forces se relèveront; regardez votre douleur en face et la douleur reculera; vos chagrins sont dans la loi commune, nul ne peut s'en affranchir : méditez, pensez, agissez, travaillez et vous serez soulagé. La pensée de Dieu, l'espoir de nous retrouver ailleurs, voilà notre refuge et notre soutien dans l'adversité. Abandonne ta vie à Dieu, disait Zénon à celui qui venait lui demander des consolations, même au sein du malheur, qu'il soit toujours l'objet de ta louange.

Le courage a ses règles et ses principes; il faudrait des écoles pour l'enseigner. Combien d'hommes surmontent l'adversité par la fermeté et le calme de l'âme; combien aussi succombent par faiblesse ou par lâcheté! L'homme pusillanime est toujours la victime des épidémies et des éléments de destruction; l'homme courageux les domine et n'en meurt pas. Ce n'est pas le courage militaire qui manque à notre époque, c'est le courage contre l'adversité : un rien nous abat, nous ne savons ni surmonter nos terreurs, ni dominer les accidents de la fortune, ni conserver à notre âme un empire nécessaire. A l'exemple des stoïciens, il faudrait apprendre à souffrir sans se plaindre. La douleur, les revers, les chagrins sont infiniment moins grands pour un grand cœur que pour l'être faible et sans ressort. Celui qui ne sait point souffrir est le plus malheureux des hommes. Celui, au contraire, qui sait se mesurer avec l'adversité la domine et finit par triompher. Il y a toujours dans l'âme des personnes courageuses un principe de réaction salutaire qui surmonte la souffrance, protége le corps, prolonge l'existence et soutient nos vertus.

Je m'attriste, dites-vous ; je m'avance à grands pas dans la vie ! Et pourquoi vous attrister ? Ne nous acheminons-nous pas tous vers la tombe, et quelqu'un, par hasard, a-t-il jeté l'ancre dans le fleuve de la vie ?

La mort n'est point un acte douloureux, elle est souvent un bien ; les chagrins, la vieillesse, les infirmités, la solitude, nous la rendent désirable, et, loin d'effrayer, elle doit inspirer à l'homme de bien d'ineffables consolations. La mort, dit Sénèque, est ce bonheur suprême refusé aux dieux. La mort n'est point un mal, disait Épicure ; tant que nous sommes, elle n'est pas, et quand elle est, nous ne sommes plus.

La mort est-elle une réalité ou bien une apparence ? Mourir est-ce finir pour ne plus se réveiller, ou bien est-ce vivre de ses souvenirs, de ses affections, se retrouver ailleurs dans des sphères où la souffrance n'existe plus, au sein de l'idéal bonheur, se rapprochant sans cesse de l'absolu ? Tel est le grand problème qui tourmente notre faible entendement. L'homme veut savoir d'où il vient, où il va, pourquoi il a vécu, pourquoi il doit mourir !

Il est impossible d'établir l'unité consubstantielle de l'âme et du corps, de l'esprit et de la matière. L'âme doit survivre à la matière. Si rien ne meurt, si la matière elle-même ne périt pas, pourquoi l'intelligence que l'homme ne s'est point donnée périrait-elle ? On comprend la destruction du corps, la disgrégation de ses molécules par la mort, mais il est impossible d'admettre la dissolution de l'esprit.

> Si du sel ou du sable un grain ne peut périr,
> L'être qui pense en moi craindrait-il de mourir?
>
> (L. RACINE.)

Ce qui est immatériel ne peut être soumis aux lois de la matière et la mort de l'esprit ne saurait se concevoir.

« Je plains sans les accuser ceux qui ne
« croient point au monde invisible ; quant à
« moi, j'y crois mille fois plus fermement qu'à
« ce monde visible, car je crois à l'œil de
« l'intelligence mille fois plus qu'à l'œil de
« la chair ; on peut aveugler les sens, mais
« qui peut aveugler l'évidence en moi ? L'évi-
« dence c'est l'œil de Dieu en nous. »

> (LAMARTINE.)

Nous mourons pour revivre, ma conscience me le dit et cela me suffit ; je n'ai pas besoin d'autres preuves ; la vue de mon esprit est plus pénétrante que celle de mon corps. Si Dieu a ordonné avec tant de sagesse le monde visible, pourquoi la même sagesse ne présiderait-elle pas dans ce que nous ne connaissons pas ? S'il a déposé dans mon âme le sentiment de l'immortalité ; s'il ne m'a jamais trompé, pourquoi m'égarerait-il un jour ? Il y a presque toujours au couchant de la vie des rêves heureux, présages d'une existence meilleure ; et la mort, pour celui qui a vécu dans la simplicité, n'est qu'un doux évanouissement dans l'infini. Qu'elle est triste et désolante cette pensée du néant ! Qu'elle est consolante et sublime cette pensée d'autre vie ! Croire à l'immortalité de l'âme, c'est obéir à la conscience, ce sentiment inné, cette loi même de la nature ; croire à la vie future, c'est obéir à l'ins-

tinct de l'infini, présage heureux des destinées
qui nous attendent.

Je vivrai! doux espoir! que j'aime à m'y livrer!

— Un être simple et pur n'a rien qui se divise,
Et sur l'âme la mort ne trouve point de prise.

(L. RACINE.)

FIN.

TABLE DES MATIÈRES.

INTRODUCTION. V

Première partie.

État actuel de la médecine. 1
De l'urine. 15
Une guérison. 35
Phthisie pulmonaire. 65
Cancer. 87
Maladies du foie. 105
   —   des voies digestives. 119
   —   des voies urinaires. 137
Des faits. 147
Causes des maladies. 177
Apparition de la médecine. 185

Deuxième partie.

Hygiène selon la doctrine urologique. 199
Aliments tirés du règne animal. 214
Des oiseaux. 213
Des poissons. 214
Aliments tirés du règne végétal. 217
Des fruits. 221
Des boissons. 229
Le café et le thé. 235
Tabac 238
Milieu atmosphérique. 241
Appartements. 245
Climats. 249
Vêtements. 257
De l'exercice. 261
Le sommeil 267
Des bains et des affusions d'eau froide. 271
Des excrétions 277
Excrétions des urines 278
De la défécation. 280
De la transpiration. 284
Fonctions de la génération. 287
Hygiène de l'âme 299

Imprimerie de W. REMQUET ET Cie, rue Garancière, 5.

www.ingramcontent.com/pod-product-compliance
Ingram Content Group UK Ltd.
Pitfield, Milton Keynes, MK11 3LW, UK
UKHW020123130726
13696UKWH00001B/184